I0842412

Cómo elaborar jabón COSMÉTICO natural

Cómo elaborar jabón COSMÉTICO natural

Aprende a hacer todos los productos que usas en tu higiene personal: jabón en pastilla, jabón de afeitar, jabón de glicerina, gel de ducha, jabón líquido de manos y champú líquido

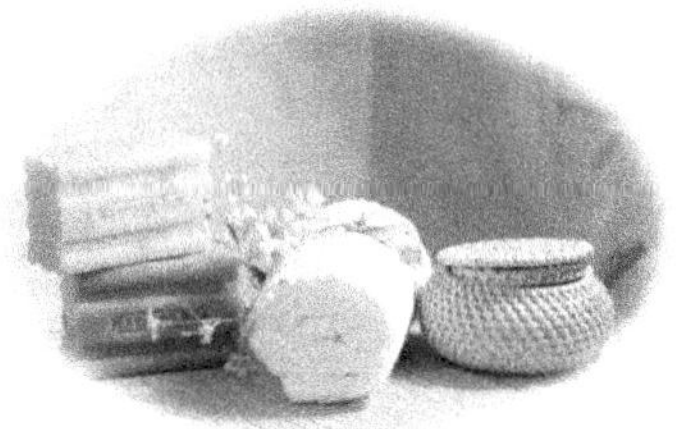

CONTENIDO

- Cómo calcular la cantidad de agua o líquido
- Cómo calcular y elaborar el quelante – citrato de sodio-
- Resto de ingredientes
- Fórmula y elaboración de jabón para piel sensible

Elaboración de jabón con calculadora online

- Cómo formular un jabón con calculadora online
- Fórmula y elaboración de jabón para piel grasa

Elaboración de jabón de afeitar

- Fórmula y proceso de elaboración

Jabón de glicerina. Cómo se formula

- Empezamos a formular
- La fórmula queda así
- Elaboración

Comprobación del pH del jabón

Qué hacer en caso de quemadura por sosa

Observaciones finales del jabón de sosa

Jabón sin "jabón" o syndet

Geles de ducha

- Componentes de un gel de ducha
- Tensioactivos
- Espesantes
- Agentes reengrasantes y emolientes
- Agentes acondicionadores y humectantes
- Conservantes
- Ingredientes activos
- Correctores del pH
- La parte acuosa de un gel de ducha
- Formulación de geles de baño
- Fórmula y elaboración de gel de ducha para piel seca

Formulación de geles para limpieza de manos

- Fórmula y elaboración de jabón líquido de manos
- Fórmula y elaboración de jabón líquido para manos con manchas

Champú líquido

- Componentes de un champú natural
- Pasos a seguir para elaborar un champú líquido
- Cómo calcular la fórmula
- Fórmula y elaboración de champú líquido para cabello graso

Bibliografía

INTRODUCCIÓN

Vivimos unos momentos complicados. Cuando comenzamos a elaborar este libro, el mundo se enfrenta a un gran reto sanitario y, también, de crecimiento personal. Un pequeño virus nos está obligando a encerrarnos en nuestros hogares y a replantearnos toda nuestra vida.

Es un momento de grandes retos, por tanto. La vida nos está pidiendo que nos detengamos para tomar aliento y para intentar mejorar nuestra vida, nuestros hábitos. Por eso creemos que es importante este manual en este preciso momento, pues puede suponer una gran ayuda en este cambio de conciencia y de hábitos que todos necesitamos.

No hace tanto que en España las personas estaban más cerca de la naturaleza y se abastecían ellas mismas de los productos básicos, no solo para la alimentación, sino, también, para la higiene. Nuestras abuelas, y en algunos casos, nuestras madres, sabían elaborar unos excelentes jabones, con base de manteca de cerdo, que toda la familia utilizaba después para asearse, para fregar...

Y llegó un día, lo que podíamos llamar la "edad de la industria", y todo cambió. Era más cómodo ir a la tienda y comprar una pastilla de jabón, que, además, era más bonita, tenía un envoltorio sumamente atractivo y, para colmo, olía de maravilla. Las nuevas generaciones caímos entusiasmadas en los brazos de esa industria que nos vendía promesas de suavidad, aroma, cuidado, rejuvenecimiento, etc… hasta que llegó el despertar de ese sueño.

Andando los años las pieles de esas nuevas generaciones "de la industria" comenzaron a enrojecerse, a desarrollar problemas hasta entonces inexistentes, a envejecer de manera prematura… y tras años y años de preguntarnos qué demonios estaba pasando, a cuentagotas, diversos expertos empezaron a señalar tímidamente a ciertas sustancias que la cómoda industria nos vendía dentro de aquellos envases tan "atractivos". Nos llevamos las manos a la cabeza, exigimos eliminar esas sustancias y la publicidad, siempre efectiva, empezó a vendernos la ausencia de los "venenos" en los nuevos productos. Por desgracia, no se cuenta toda la verdad y nos quedamos tranquilos una temporada, con los mismos productos y con las mismas compras cómodas y baratas… hasta que el problema resurge o aparece otro peor… y vuelta a empezar.

Entonces surgen dudas, diversos intentos de cambiar la situación y preguntas que no siempre tienen respuesta clara. ¿Qué ocurre entonces? La respuesta es fácil, aunque incómoda: en primer lugar, nuestros antepasados dedicaban varias horas al día, a veces un día entero a realizar ese producto que ahora, en pocos minutos, adquirimos en un supermercado. Hoy en día tenemos la suerte que existen las batidoras eléctricas que acortan de forma considerable la fabricación, pero, para elaborar un jabón natural de verdad, que no dañe nuestra piel, necesitamos algo de nuestro tiempo y nuestro esfuerzo.

En segundo lugar, un jabón verdaderamente natural, aunque sea comprado, que los hay, tiene un precio considerablemente superior a esos que compramos en el supermercado que, aunque vienen decorados con fresas, naranjas y demás frutas maravillosas cuestan, como mucho dos euros. Como veremos a lo largo de este libro, pocos ingredientes naturales, por no decir ninguno, cuesta dos euros… Y un jabón lleva más de un ingrediente.

Se trata, pues, de elegir: sano y natural, que no nos dañe la piel, pero pagado a su precio justo o sintético y cómodo, pero con su correspondiente "regalo" de sustancias varias que siempre las habrá en este tipo de productos industriales, porque abaratan su coste. Cada persona elige, pero desde la consciencia de saber que lo industrial no va a ser tan natural y sano como aquello que tiene su esfuerzo y su precio adecuado, que siempre será superior al industrial.

Tras este pequeño aterrizaje en el mundo del cuidado e higiene personal, te presentamos un manual útil y fácil de usar para que puedas elaborar tu propio jabón, con ingredientes naturales para cuidar tu piel. En sus páginas te presentamos distintas formas de elaborar tu pastilla de jabón de siempre: desde el tradicional jabón de sosa, hasta el jabón "sin jabón", pasando por el jabón de glicerina hecha por ti. Sí, has leído bien, la glicerina puedes hacerla tú. Todos ellos elaborados con ingredientes 100% naturales, como irás viendo en cada apartado. Te presentamos recetas básicas para que puedas aprender y, por supuesto, la forma de variar las fórmulas, de manera que puedas acabar usando toda tu creatividad para elaborar exactamente tu jabón.

El viaje es apasionante y estamos seguras de que lo vas a disfrutar tanto como nosotras. Aprenderás a cuidarte de una forma sana y natural y, de paso, a cuidar nuestro planeta, pues un jabón natural no tiene el efecto destructivo para el medio ambiente que tiene uno sintético.

Es aconsejable que leas este libro las veces que te sea necesario antes de empezar a elaborar un jabón.

Muchas gracias por unirte a esta nueva consciencia.

PRIMEROS PASOS

Como todos sabemos, el jabón es un producto que se usa para la higiene personal. El jabón ha sido elaborado y utilizado por muchas culturas antiguas, aunque en un principio lo que se empleó para lavarse no era el jabón que conocemos hoy en día, si no plantas ricas en saponinas que tienen la propiedad de limpiar, como por ejemplo la Saponaria officinalis.

A día de hoy, no conocemos su origen exacto. Hay una leyenda que dice que se inventó en Italia. Según esta leyenda, en el Monte Sapo, cerca de Roma, se hacían sacrificios de animales, encendiendo fuego para ello. Cuando llovía el agua arrastraba la grasa de los animales junto con las cenizas del fuego hacia los riachuelos cercanos. Cuando los esclavos romanos lavaban la ropa en esos riachuelos, descubrían que la ropa salía más limpia, con lo que empezaron a investigar por qué ocurría aquello, descubriendo así el jabón. Sabemos que ellos, sin embargo, lo utilizaban solo para lavar la ropa, porque para su higiene personal utilizaban aceites con un poco de arena fina. Se impregnaban la piel con esta mezcla y se la quitaban con un estrígil o rascadera de metal.

Leyendas aparte, tenemos los primeros indicios de jabón en Babilonia, en torno al año 2800 a.C.

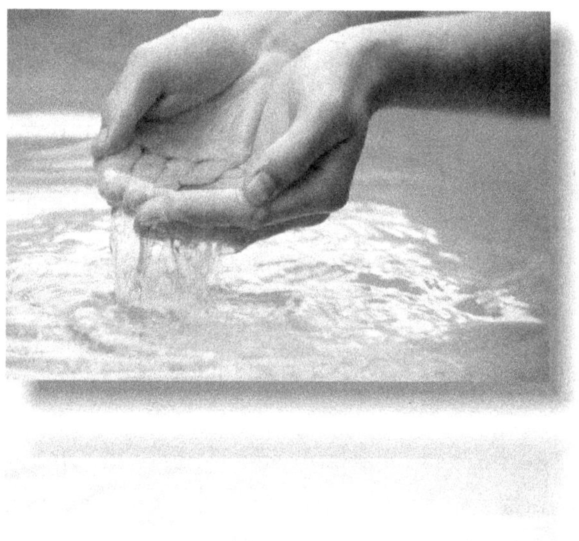

El jabón es el resultado de mezclar una sustancia álcali (sosa o potasa) disuelta en agua con grasas de origen vegetal o animal (ácidos grasos). El proceso de elaborar jabón se denomina saponificación y se produce al unirse un ácido (grasa) con una solución de hidróxido sódico o potásico. Esta unión se transforma en una sal y esta sal es el jabón.

Como parte grasa, utilizamos dos tipos de grasas: mantecas (que pueden ser de cerdo o vegetales) y aceites. Los aceites utilizados en mayor cantidad tienen que ser de jojoba y oliva, ya que el resto tienden a enranciarse con facilidad por la acción del oxígeno del aire. Se puede añadir el resto de aceites pero en menor cantidad.

Los dos métodos más usados en la elaboración de jabones naturales son: el "proceso en caliente" y el "proceso en frío". Aquí nos centraremos en el proceso en frío por sus ventajas. Cuanto más baja sea la temperatura a la que elaboremos un jabón, más propiedades conservará de los aceites y mantecas que le añadamos.

El proceso en frío conlleva que el jabón una vez desmoldado y cortado necesite entre 4-6 semanas más para madurar. Hay excepciones como el jabón de Alepo que requiere de 9 meses para su curación. En este tiempo se seca, se endurece y el pH baja a valores entre 8,5 - 9 que son los adecuados para poder lavarnos con él.

El jabón que utilizamos para nuestra higiene personal está elaborado con sosa (hidróxido de sodio) que da como resultado jabones duros para poder guardarlos en pastillas. No sucede lo mismo con la potasa (hidróxido potásico) que su resultado es una pasta difícil de usar en el día a día. En cambio, el jabón de potasa es cada vez más utilizado en agricultura ecológica y natural para eliminar plagas de forma biodegradable con grandes resultados.

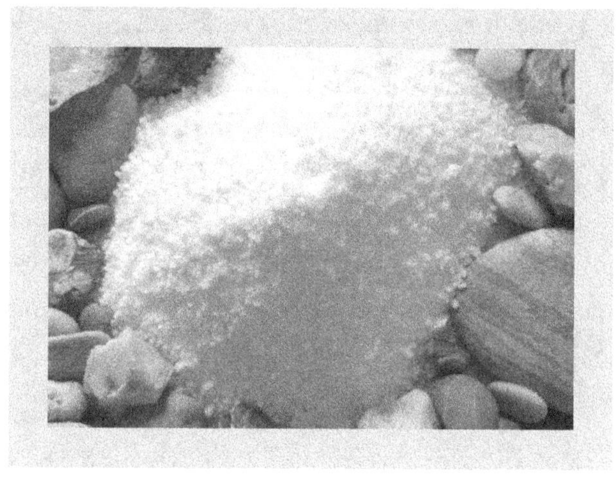

LA ACCIÓN DETERGENTE DEL JABÓN

La estructura química de un jabón puede considerarse formada por dos partes:

- Una cadena larga, formada por carbonos en unión covalente, es decir, unión de átomos que comparten electrones.
- El grupo carboxilo, que, al estar disociado, tiene cargas eléctricas.

La detergencia es un fenómeno complejo que implica humectación de un substrato (pelo o piel), la eliminación de la suciedad, que suele ser materia grasa, y la emulsificación de esta y la estabilidad de la emulsión, para ello el agua sola no es capaz de disolver la grasa que compone y contiene la suciedad.

Un jabón limpia debido a la capacidad que tiene para formar emulsiones con los materiales solubles en grasas. Las moléculas de jabón rodean a la suciedad hasta incluirla en una envoltura denominada micela, la parte apolar (cadena hidrocarbonada, cola lipofílica o liposoluble) de la molécula de jabón se disuelve en la gotita de grasa mientras que los grupos carboxilato, polares (cabeza hidrofílica o hidrosoluble), se orientan hacia la capa de agua que los rodea.

La cadena hidrocarbonada no es soluble en agua, pero tiene afinidad con las grasas, por lo que se la denomina cola lipofílica o liposoluble. El extremo iónico tiene cargas eléctricas y tiende a disolverse en el agua. Es denominada cabeza hidrofílica o hidrosoluble.

Si se disuelve jabón en agua y se agrega un aceite, este (por su menor densidad) forma una fase sobre el agua. Las moléculas de jabón se orientan y se disponen en la interfase con la cabeza hacia el agua y la cola hacia el aceite. Si se agita este sistema, el aceite se subdivide en gotitas y cada una es rodeada por agua. Las moléculas de jabón se orientan de la manera indicada.

Cada glóbulo de grasa tiene a su alrededor cargas eléctricas del mismo signo que, al repelerse, hacen que las partículas grasas queden separadas entre sí, formando una emulsión estable. En caso contrario, si no existiera el jabón, al agitar el sistema agua – aceite, se formaría en el primer momento una emulsión, pero al cesar la agitación, debido a la gran atracción entre sus moléculas, las gotitas se unirían entre sí formando nuevamente dos capas. Se dice, por esta propiedad, que el jabón emulsifica las grasas.

En la superficie de ropas u objetos, la suciedad se adhiere por medio de una película grasa que el agua no puede disolver. Al agregar jabón al agua y agitar, la grasa se emulsifica (se ablanda) y forma pequeñas gotas separadas, que son arrastradas fácilmente por el agua del lavado.

En los últimos años se han desarrollado detergentes sintéticos que, aunque de origen distinto al de los jabones naturales, tienen también en su constitución una porción lipofílica y otra hidrofílica, y ejercen frente a las grasas una acción similar a la de los jabones. Tienen la ventaja que pueden sintetizarse a partir de los derivados del petróleo, por lo que su coste es menor que el de los jabones. Actualmente se preparan detergentes naturales que tienen cadenas carbonadas rectas, que son biodegradables.

COMPORTAMIENTO DEL JABÓN EN AGUAS DURAS

Sabemos que hay aguas que tienen disueltas una elevada proporción de sales de calcio y de magnesio. Se las llama aguas duras. En esta clase de agua, el jabón precipita, o sea, se insolubiliza. La causa de este comportamiento es que la sal de sodio o potasio que forma el jabón se combina con los iones de calcio o magnesio del agua y forma sales de estos metales, que son insolubles.

Las cabezas hidrófilas de las moléculas de jabón se llevan también muy bien con los iones de calcio y magnesio con carga positiva que contiene la cal. Así, cuando hay mucha cal (cuando el agua es muy dura), las moléculas de jabón empiezan a asociarse con estos iones y las micelas se rompen o no llegan a formarse. Por lo tanto, en zonas con aguas muy duras, los jabones formarán menos espuma y lavarán menos, con lo que se necesitará más cantidad de jabón para el lavado.

VARIEDADES COMERCIALES DE LOS JABONES

Según el hidróxido usado en la saponificación, los jabones obtenidos tienen distintas características y por ellas se clasifican en:

- **Jabones duros**, compuestos por sales de sodio.
- **Jabones blandos**, compuestos por sales de potasio.

Los **jabones para lavar** son jabones de sodio, elaborados a partir de materias primas de poco coste, como aceites, sebos y grasas. Su elaboración debe ser muy cuidadosa, porque si contienen restos de hidróxido de sodio, pueden dañar nuestra piel.

Hay diferentes calidades, que en el comercio se clasifican en:

- Extra puros
- Puros
- De 1ª calidad
- De 2ª
- De 3ª

La manera más generalizada de usarlos es en forma de polvo, obtenidos desecando una solución jabonosa, que contiene además una porción de sosa Solvay ($Na_2CO_3.10\ H_2O$), dentro de calderas por donde circula aire caliente. Los jabones en polvo se clasifican en: especiales, comunes e industriales.

Los **jabones de tocador** se elaboran a partir de aceites vegetales como materias primas; por ejemplo, de los aceites de coco, palma y oliva. Se refinan para librarlos de restos de sosa cáustica, que perjudicarían la piel. Los jabones de afeitar, las cremas jabonosas y las pastas dentífricas muchas veces son preparados a partir de jabones de potasio.

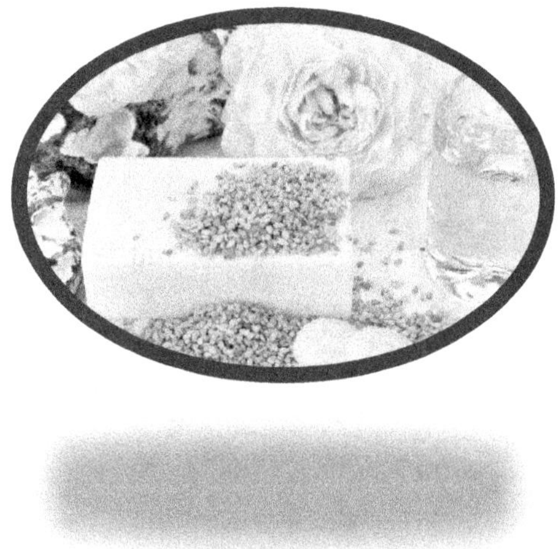

JABÓN NATURAL CASERO

Para elaborar jabón natural necesitamos estos **ingredientes básicos:** (es importante que estos ingredientes sean de la mejor calidad posible, ya que eso nos dará un jabón de gran calidad)

- **Aceites o mantecas**: aceite de oliva, aceite de almendras, manteca de cacao, manteca de cerdo, cera de abejas... Cualquier grasa se puede convertir en jabón, aunque cada grasa da un jabón con propiedades distintas de limpieza, burbujas, hidratación, etc. Es recomendable que la grasa mayoritaria sea aceite de oliva, jojoba o mantecas duras como el cacao, coco, karité... para que los jabones tengan la dureza adecuada y no se enrancien. Y dejaremos los otros aceites como grasas secundarias añadidas en cantidades menores.

- **Líquidos**: agua de manantial, agua destilada, leche de cabra, leche de almendras, vino, zumos de frutas no ácidas... (frutas ácidas son: limón, alguna variedad de manzana, naranja, piña y uva). Es recomendable que el agua sea destilada o de manantial con gran pureza.

Debemos evitar que vaya a nuestro jabón cualquier microorganismo indeseable.

- **Sosa** (NaOH) también denominado Hidróxido de Sodio: preferiblemente con una concentración del 99% y siempre en perlas. El jabón más usado para nuestra higiene y la limpieza del hogar está hecho con sosa cáustica.

Proceso de elaboración y cosas a tener en cuenta

- Pesa todos los ingredientes según la receta que hayas elegido. Prepáralos antes de la elaboración.

- Coloca los ingredientes en recipientes resistentes al calor. **Nunca deben utilizarse recipientes de aluminio, cobre o recubiertos de teflón.**

- Trabaja a la temperatura más baja posible. Si utilizas grasas en estado sólido, tienes que calentarlas a baja temperatura hasta que se derritan. Todas las grasas deben estar en estado líquido para poder saponificar bien.

- Pesa la sosa cáustica y no la mezcles con ningún ingrediente de momento.

- Pesa el líquido que hayas elegido para hacer el jabón. Es preferible que el **líquido esté congelado** para trabajar el álcali a la temperatura más baja posible y, así, ahorrar mucho tiempo. Si disolvemos la sosa en agua a temperatura ambiente, subirá la temperatura de la disolución (lejía) tanto que deberemos esperar al menos 12 horas para que esté a la temperatura del aceite y podamos comenzar a hacer el jabón. Además, enfriando el líquido, evitamos la excesiva reacción exotérmica que se produce al mezclar el álcali con el líquido. Aún así, es aconsejable realizar esta acción bajo una campana extractora en funcionamiento.

- Con **guantes de goma, brazos protegidos y gafas de seguridad** vierte la sosa cáustica sobre el líquido congelado y remueve con cuchara de madera o silicona hasta que se disuelva completamente. Recuerda el orden, puesto que es muy importante. Reiteramos que es recomendable llevar a cabo este proceso bajo una campana extractora y manteniéndote lo más alejado posible del recipiente con el que estás trabajando.

- Añade la mezcla de sosa y agua, es decir, la lejía que acabas de realizar, sobre las grasas y usa la batidora hasta que la mezcla espese y llegues a la traza. En caso de querer hacerlo de forma manual y no usar la batidora, se debe mantener el movimiento siempre en el mismo sentido, de lo contrario se cortará el jabón.

- Añade los aditivos: aromas, aceites esenciales, arcillas, etc y el aceite que hayas dejado de sobreengrasado. Si lo añades antes, las propiedades se quemarán y no harán el efecto deseado.

- Vierte el contenido en los moldes que hayas elegido. Recuerda no usar nunca aluminio. Utiliza moldes de los que sea fácil extraer el jabón. Materiales cómodos para este fin son los moldes de silicona y de madera.

- Deja reposar durante 2 días más o menos. Desmolda y corta el jabón. Recuerda realizar este proceso con guantes.

- El jabón tiene que curarse. **Deja secar el jabón durante 1 mes** en una caja o bandeja sin tapadera, dándole la vuelta cada semana para que seque de manera uniforme. No toques nunca el jabón con las manos sin protección hasta que no haya curado porque te quemará la piel. Es recomendable cubrirlo con un papel de cocina, paño o tela de algodón para que no coja polvo.

Índice de saponificación

El **índice de saponificación** indica la cantidad de sosa necesaria para saponificar un gramo de aceite. Cada aceite que utilices necesitará una cantidad distinta de sosa para que se produzca la saponificación. Por eso, nunca puedes sustituir una grasa por otra sin recalcular la cantidad de sosa que tendrás que usar para conseguir un buen jabón.

Para calcular las cantidades de sosa o potasa que debes usar, según el tipo de jabón que desees obtener, existen **dos métodos**:

- La calculadora de Mendrulandia. Accede a ella en http://calc.mendrulandia.net .
- Las tablas de saponificación para realizar un cálculo manual.

El sobreengrasado

El sobreengrasado es un exceso de aceite con respecto a la cantidad de sosa, perfectamente calculado, para conseguir hidratación. Si echas más sosa de la necesaria para la reacción, el jabón resultante no será sano para la piel.

El grado de sobreengrasado máximo y mínimo se puede mover entre un 5% y un 12% dependiendo del tipo de piel al que esté destinado el jabón. Aunque el nivel de sobreengrasado habitual oscila entre **8 y 10%**. Si tu jabón tiene mucha cantidad de grasas saturadas (mantecas) es aconsejable poner un 10% y, si, por el contrario, tiene más cantidad de grasas insaturadas (aceites) es mejor dejar un sobreengrasado de 8%.

El aceite de mejores propiedades para la piel, por lo tanto, se añade al final del proceso de batido, para que sea el último en saponificar y sea el que quede "en exceso". Ese aceite es el que, en definitiva, va a tratar nuestra piel.

El jabón para fregar o lavar tiene siempre sobreengrasado cero o negativo.

Tipos de aceite que pueden usarse

Los distintos tipos de aceites que pueden usarse se clasifican de la siguiente manera:

- **Duros** (mantecas, cera de abeja…) que duran mucho puesto que no se enrancian fácilmente. Dan consistencia al jabón.

- **Blandos** (aceite de almendras, aceite de ricino…) que hacen un jabón más blando y se enrancia con facilidad.

Hay que tener en cuenta que el aceite de oliva, a pesar de estar en estado líquido, tiene las mismas características que los aceites duros. Algo semejante sucede con el aceite de jojoba, tiene las características de las mantecas, aunque tiene forma de aceite. Por eso tanto el aceite de oliva como el de jojoba no suelen enranciarse. La elección del aceite depende solo de las propiedades cosméticas que queremos conseguir en el jabón. Esta misma consideración se extiende también a los líquidos y los aceites esenciales. **Debemos tener muy presente qué necesidades queremos cubrir con nuestro jabón.** Recuerda siempre que todos los productos que utilices son para cuidar tu cuerpo, por lo que la calidad de dichos productos redundará en tu organismo. Y, sobre todo, **piensa que la piel es el órgano por donde va a pasar todo al riego sanguíneo. Si quieres que tu interior esté bien, debes cuidar tu exterior** y mimarte con lo mejor.

Teniendo esto en cuenta, usa, siempre que puedas, aceites de primera extracción en frío y cuanto menos los calientes, más propiedades mantendrán.

En cuanto a los aceites esenciales, deben ser naturales. Sospecha cuando veas que los precios de diferentes aceites esenciales son iguales. Cada planta da una cantidad diferente de aceite esencial, por lo tanto, no pueden costar lo mismo.

Sustancias que pueden incluirse en el jabón

*   **Ácido esteárico:** Se obtiene a partir de grasas y aceites vegetales. Es de color blanco y consistencia sebácea grumosa. En cremas y limpiadores se utiliza para incrementar el efecto emulsionante de las ceras y para que la piel pueda absorber mejor la humedad de las cremas. A los jabones les aporta dureza. No emplear más del 2% del peso de las grasas.
*   **Agua destilada:** Es aquella que ha sido purificada por destilación de todas las sustancias que lleva disueltas. Su pH es neutro. Se utiliza en la preparación de muchas cremas, jabones y lociones, para mantenerlas lo más puras posible.
*   **Arcilla:** Químicamente se define como "silicato doble de aluminio", es un mineral complejo

compuesto de silicio, titanio, hierro, aluminio, magnesio, calcio, sodio y potasio. Utilizada como base para baños depurativos, mascarillas faciales... Por ejemplo, para suavizar la piel puedes hacer una mascarilla con arcilla y hammamelis. También se emplea la arcilla en forma de cataplasmas para eliminar furúnculos, abscesos, curar úlceras de la piel, hinchazones. Prepararemos una infusión de hierbas con bardana, flores de caléndula o manzanilla y mezclaremos con la arcilla. Aplicar sobre la zona afectada manteniendo la cataplasma húmeda cubriéndola con un plástico y dejándola actuar durante toda la noche. La arcilla tiene un gran poder de absorción de la suciedad y desengrasante. En el jabón aporta dureza, además de sus propiedades depurativas.

- **Arroz:** Planta muy rica en almidón, lo que le proporciona efectos suavizantes sobre la piel. También puede ser aplicada en mascarillas en forma de polvo. El jabón de arroz es un producto que nos permite aprovechar todas las propiedades maravillosas, de las que se han beneficiado las mujeres asiáticas durante siglos, para aliviar eczemas, curar heridas y aclarar manchas oscuras. Se le atribuyen propiedades rejuvenecedoras.

- **Avena:** El grano de avena es rico en proteínas, hierro, potasio, fosfatos, magnesio y silicio. Es nutritiva para la piel como lo es su consumo alimentario. En forma de copos finos y harina se puede utilizar como limpiador facial o mascarilla que deja la piel suave y limpia. Hace un jabón muy adecuado para lavar las pieles más sensibles.

- **Azúcar:** La propiedad del azúcar es aprovechada en cosmética para preparar cremas limpiadoras para la cara y las manos y pastas dentífricas. En la elaboración de jabones trasparentes se emplea para dar trasparencia al jabón.
- **Cera virgen:** Es un producto amarillento segregado por las abejas, que suelen utilizarla para elaborar las celdillas de sus panales. La cera se extrae de estos sumergiéndolos en agua caliente y recogiendo el líquido resultante. Hay dos tipos de ceras: la amarilla y la blanca. La primera se comercializa sin tratar, mientras que la segunda es el resultado de exponerla al sol y tratarla con ácidos.

La cera virgen es un agente emulsionante y se utiliza como ingrediente de muchas cremas limpiadoras e hidratantes, así como en la elaboración de jabones para darles consistencia.

- **Aceite de germen de trigo:** Es el embrión de la planta y se alberga en el interior de cada grano de trigo. Es muy valorado por ser rico en vitaminas A, B1, B6 y E, así como en cobre, fósforo, magnesio y calcio. El germen proporciona un aceite muy rico en insaponificables (2 a 6 %, ácidos grasos insaturados, oleico, linoleico y linolénico), en carotenoides y en vitamina E (tocoferoles 0,15 a 0,4%). Contiene además 30% de proteínas y 45% de polisacáridos. También están presentes todos los aminoácidos esenciales.

El germen de trigo y sus insaponificables contribuyen a proteger, reestructurar y mejorar la hidratación de las pieles secas, dañadas e irritadas. Los tocoferoles con sus propiedades antioxidantes protegen eficazmente la piel frente a los radicales libres, principales responsables de la degradación e inflamación de la piel.

Se emplea en la elaboración de champús, friegas faciales, mascarillas y cremas. El aceite suele utilizarse como hidratante y contra las arrugas, en particular las que aparecen bajo los ojos. En el jabón es aconsejable dejarlo como sobreengrasado.

- **Glicerina vegetal:** Es un líquido inodoro y transparente que se obtiene fundiendo aceites y grasas vegetales en un medio alcalino. Se usa como bactericida y suavizante y para facilitar que otros ingredientes puedan ser extendidos una vez mezclados con ella. Se encuentra en la composición de gran cantidad de cremas, jabones, lociones para el cabello... Añadir al jabón en poca cantidad una vez que hayamos llegado a la traza.

- **Aloe vera:** Usamos la pulpa bien pelada (sin que quede ningún resto de piel de la planta) o, bien, su jugo. Es regenerante. No añadir más del 20% del total del jabón. Se añade en la traza.
- **Aceite de aguacate:** Es un aceite muy nutritivo con grandes beneficios en pieles secas y maduras. En el cabello también se utiliza para nutrir el cabello seco y con tendencia al encrespamiento. Añadir al jabón en la traza como sobreengrasado.
- **Aceite de jojoba:** Es un gran aceite hidratante sin sensación grasa por lo que es ideal para productos antigrasa y antiacné. Añadir en la traza como sobreengrasado para beneficiarse de sus propiedades.
- **Leche:** Contiene gran cantidad de proteínas, vitaminas y calcio, además de ser absorbida con rapidez y facilidad por la piel. Por ello es uno de los productos naturales más utilizados en la elaboración de cosméticos, estando presente en numerosas cremas faciales, leches limpiadoras y nutritivas. En el jabón forma parte de la parte líquida. Se puede congelar.
- **Levadura de cerveza:** Es un producto secundario obtenido de la elaboración de la cerveza. Contiene muchas vitaminas del complejo B, minerales y proteínas. Tomada como alimento natural estimula la circulación y mejora el estado de la piel, el cabello, la

dentadura y las uñas. En uso externo es muy eficaz en caso de impurezas en la piel y acné.

- **Maíz:** La harina de maíz, una fécula refinada que se extrae del maíz, tiene propiedades salutíferas, por lo que se emplea mucho en la elaboración de mascarillas faciales, especialmente para aliviar quemaduras del sol y el acné.

- **Miel:** Contiene muchas vitaminas y minerales, incluido el potasio, que inhibe la presencia de bacterias. Aplicada a la piel, la suaviza, hidrata y nutre. Añadir en la traza en una proporción del 1% como máximo. Si usas más cantidad puedes tener un efecto volcán.

- **Soja:** Es una planta herbácea anual originaria de Asia. De sus semillas se obtiene el aceite de soja, ingrediente importante en la elaboración de cremas limpiadoras, mascarillas, aceites corporales y aditivos para el baño. Este aceite contiene importantes niveles de vitaminas A, E y de zinc, lo que le concede poder regenerador. Es resistente al agua y soporta grandes temperaturas. Por ello es un componente perfecto para cremas bronceadoras.

- **Propóleo:** Antibactericida natural. Es un buen complemento en tratamientos para la grasa y el acné. No añadir más del 1% del total del jabón.

- **Trigo:** Planta herbácea de la familia de las gramíneas. El salvado de trigo aplicado en forma de cataplasma es un buen remedio contra las inflamaciones de la piel. La harina de trigo se usa en mascarillas faciales y leches limpiadoras. El salvado de trigo grueso sirve como gránulo exfoliante para añadir al jabón. Añadir en la traza.

- **Aceite de almendras:** Aceite suave y emoliente para pieles sensibles. Aporta suavidad. Añadir como sobreengrasado.

- **Algas marinas:** El jabón de algas, además de limpiar el cuerpo como lo hacen los jabones tradicionales, también exfolia la piel. Los arenosos trozos de algas dentro del jabón remueven las células muertas de la piel y ayudan a que los poros se destapen reduciendo los accesos de acné.

- **Aceite de oliva:** Tiene propiedades hidratantes, nutritivas y emolientes. En la elaboración de jabones proporciona una espuma aceitosa, compacta y persistente que saponifica con bastante facilidad. Es uno de los ingredientes básicos en la elaboración del jabón.

Hay muchos más… Te invito a experimentar con los que más te gusten. Infórmate siempre antes de propiedades, contraindicaciones y reacciones posibles con el álcali.

La quelación en los jabones

Es importante coger el hábito de quelar los jabones para facilitar su solubilidad, sobre todo con aguas duras, y aumentar su capacidad de limpieza. Los quelantes atrapan los metales pesados, calcio y magnesio, que hay en el agua y que impiden que nuestro jabón elimine la grasa y la suciedad totalmente.

Los quelantes naturales que podemos emplear son el citrato de sodio y el gluconato de sodio.

El citrato de sodio es una sal sódica que se deriva de la reacción del ácido cítrico con la sosa caústica. Su uso mejora la adherencia del jabón a la grasa, ablanda las aguas duras y disminuye la grasa y suciedad que queda adherida en cualquier superficie, incluida nuestra piel.

Es un producto muy fácil de hacer teniendo cuidado porque tiene una reacción exotérmica. Para calcular la cantidad de citrato de sodio que debemos añadir a nuestro jabón, debemos saber qué cantidad de grasas vamos a utilizar, puesto que se calcula sobre estas. El cálculo es el siguiente:

- Para 1 kg de grasas/aceites utilizamos 15 gr de ácido cítrico.

- Los 15 gr los multiplicaremos por 0,6 y el resultado, que es 9, es el hidróxido de sodio que necesitamos para obtener citrato de sodio para 1 kg de grasas.

1 kg de grasa/aceite ------15 gr de ácido cítrico

15 gr de ácido cítrico X 0,6 = 9 gr de hidróxido de sodio (NaOH).

Para que se produzca la transformación química debemos añadir con mucho cuidado el ácido cítrico primero y la sosa después sobre 60 gr de agua destilada. Este proceso hay que realizarlo con cautela, bajo la campana extractora y alejados en la medida de lo posible del recipiente con el que estamos trabajando para no respirar los gases que se producen en la reacción química. Moveremos la mezcla con suavidad, y protegidas las manos con guantes, hasta que estén disueltos los dos componentes de la fórmula. En cuanto estén disueltos, ya tenemos el citrato de sodio preparado para añadir a nuestro jabón.

Se puede comprar ya elaborado en forma de polvo blanco. En este caso solo hay que disolverlo en el agua destilada que vamos a utilizar para realizar nuestro jabón.

Es aconsejable tenerlo preparado antes de realizar el jabón. Esta mezcla se añade al agua de la fórmula antes de añadir la sosa. Descontaremos de la cantidad del líquido con el que vamos a realizar el jabón los 60 gr de citrato de sodio.

El gluconato de sodio es una sal de sodio del ácido glutánico. Se emplea el 0,3% del peso total del jabón y se disuelve en el agua de la fórmula antes de agregar la sosa caústica.

Cuándo se agregan los aceites esenciales y en qué cantidad

Los aceites esenciales se añaden en la fase de la traza, es decir, al final.

La cantidad que se recomienda es mínimo un 1 o 1,5% y un máximo de 3%.

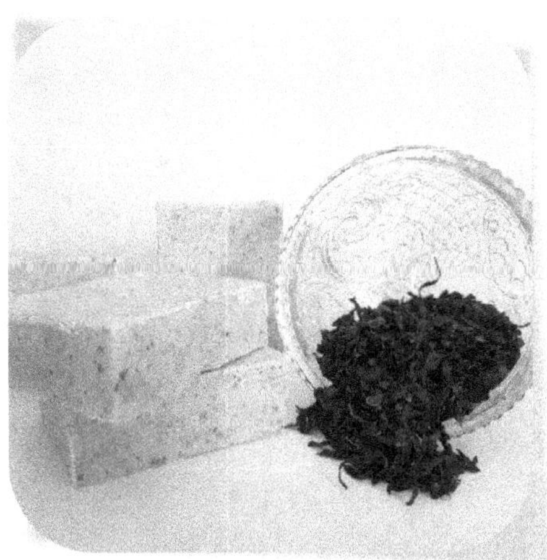

ELABORACIÓN DE JABÓN CON LAS TABLAS DE SAPONIFICACIÓN

Vamos a elaborar un **jabón para piel sensible** siguiendo el método de las tablas de saponificación, explicando su proceso, paso a paso.

Aunque es algo más costoso que el método con el uso de la calculadora online, es interesante conocerlo, ya que no necesitamos línea telefónica ni tecnología alguna, cosa que también nos otorga independencia y capacidad de actuación en momentos en los que no se pueda acceder a la tecnología de la que tanto dependemos hoy en día.

Índices de saponificación en función del tipo de aceite

Aceite o grasa	% de hidróxido de sodio NaOH	% de hidróxido de potasio KOH
Aguacate	0,134	0,187

Almendras dulces	0,137	0,192
Avellana	0,139	0,195
Cacahuete	0,137	0,192
Caléndula	0,137	0,19
Cártamo	0,137	0,192
Castor oil / ricino	0,128	0,179
Coco	0,19	0,266
Colofonia	0,13	0,182
Margarina	0,17	
Manteca de cacao	0,138	0,193
Manteca de Karité	0,128	0,18
Cáñamo	0,137	0,192
Onagra	0,136	0,191

Nuez de macadamia	0,139	0,195
Germen de trigo	0,132	0,185
Jojoba	0,07	0,098
Lanolina	0,076	0,106
Maíz	0,137	0,192
Manteca de cerdo	0,139	0,195
Sebo	0,141	0,196
Oliva	0,136	0,19
Palma	0,142	0,199
Sésamo	0,134	0,187
Soja	0,136	0,19
Semilla de albaricoque	0,135	0,19

Girasol	0,134	0,189
Cera de abejas	0,062	0,088
Lecitina	0,078	0,11
Pepita de uva	0,133	0,186
Granada	0,136	0,191
Argán	0,131	0,184
Palmiste	0,156	

Los aceites minerales son derivados del petróleo, por lo que no poseen índices de saponificación puesto que no reaccionan químicamente con un álcali para producir jabón.

Lo primero que debes hacer es calcular la cantidad de sosa a usar.

Cómo calcular la cantidad de NaOH o sosa que debes añadir con cada grasa

Para hacer un kilo de jabón vamos a usar **570 gr de aceite de oliva**. Deberás multiplicar la cantidad por su índice de saponificación:

570 gr X 0,136 = 77,52 gr de sosa que necesitas para elaborar tu jabón.

Por cada grasa que quieras añadir, debes hacer lo mismo y al final sumar los resultados.

Añadimos también **34 gr de aceite de coco**. Debes multiplicar la cantidad de aceite de coco por su índice de saponificación:

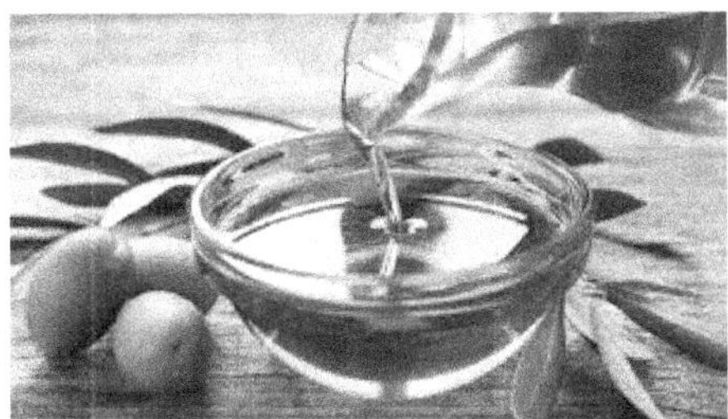

34 gr X 0,19 = 6,46 gr de sosa

Además, vamos a ponerle **56 gr de manteca de karité**, con lo que multiplicamos

56 gr X 0,128 = 7,17 gr de sosa

Por lo tanto, la cantidad total de sosa a utilizar en la elaboración de tu jabón será de

77,52 + 6,46 + 7,17 = 91,15 gr sosa.

Los aceites y la cantidad de ellos se eligen según criterio propio y experiencia. Lo que sí te puedo aconsejar es que la cantidad mayor de aceite sea de oliva, jojoba o de mantecas porque no se enrancian. Eso no quiere decir que no debamos usar el resto de los aceites, si no que los añadiremos en cantidades menores.

Cómo calcular el sobreengrasado

Una vez calculada la cantidad de sosa, el siguiente paso a seguir es calcular el sobreengrasado. Vamos a dejar la manteca de karité para el sobreengrasado por lo tanto la añadiremos al final, cuando el jabón haya saponificado. Así nos aseguramos que será la manteca de karité la que va a hidratar nuestra piel.

Para calcular el sobreengrasado, deberás restar el porcentaje a la sosa. Siguiendo con el ejemplo anterior: para un 8% de sobreengrasado, calculamos el 8% sobre la sosa total

91,15 X 8 / 100 = 7,292

Ahora debes restar esta cantidad a la cantidad de sosa:

91,15 − 7,292 = 83,858

Por lo tanto, **la cantidad de sosa a utilizar para tu jabón será 83,858 gr.**

Hemos elegido 8% porque la mayoría de las grasas son líquidas (aceite de oliva) y con este porcentaje se consiguen jabones muy suaves con este tipo de aceite.

Ya tienes calculada la sosa y el sobreengrasado. El siguiente paso es calcular la cantidad de líquido que debes añadir a tu jabón.

Cómo calcular la cantidad de agua o líquido

Depende de la concentración que queramos que tenga nuestra fórmula. La concentración habitual es del 28%.

Para saber cuál es la concentración correcta tienes que saber dos cosas importantes:

* Depende del tipo de grasas y aceites que predominen en nuestra fórmula. Si se emplean muchas grasas duras o saturadas como aceite de coco, palma, karité, cacao, es recomendable utilizar mucha agua, por lo tanto, debemos poner 30% de concentración. En cambio, si los aceites usados son grasas blandas como oliva, almendras, girasol, etc., es necesaria menos agua y por ello pondremos 28% de concentración.

* Y, también depende de lo rápido que queremos que saponifique el jabón. Un jabón con 25% de concentración tardará mucho en llegar a la traza y uno con un 30% espesará muy rápido. Si

quieres hacer un jabón de distintos colores, para poder trabajar bien deberás seleccionar las concentraciones más bajas.

Para saber la cantidad de agua que vamos a necesitar hay dos procedimientos:

- Para tu jabón de piel sensible debes tener en cuenta los 660 gr de aceites y mantecas que vas a usar. La indicación sería de 1/3 de la cantidad de aceites usados:

  660 gr/3= 220 gr de líquido

Ten en cuenta que esta cantidad hay que ajustarla según los aceites/mantecas usadas en la receta (más mantecas o ceras duras = más agua, y viceversa).

- Otro procedimiento es hacer una regla de tres sobre la sosa necesaria en la fórmula. En este caso decidimos elegir una concentración del 28% puesto que la mayoría del aceite es de oliva:

  28% ----83,858 gr de sosa necesaria

  72% restante--------X

X = 72 x 83,858 /28 = **215,63 gr de líquido**.

Para realizar el jabón de piel sensible nos vamos a quedar con la segunda forma de calcular el líquido. Es un procedimiento muy fiable y exacto.

Debemos, pues, congelar 215,63 gr de agua destilada para tenerla preparada en el momento que vayamos a comenzar la elaboración del jabón.

Cómo calcular y elaborar el quelante citrato de sodio

Si para 1.000 gr de grasa/aceite necesitamos 15 gr de ácido cítrico, haciendo una regla de tres podremos saber cuánto ácido cítrico necesitaremos.

1000 gr de grasas ----------------15 gr de ácido cítrico
660 gr de grasas ----------------- X

X = 660 x 15 / 1000 = **9,9 gr de ácido cítrico**

Sobre la cantidad de ácido cítrico calcularemos el hidróxido de sodio (sosa) necesario para elaborar la sustancia quelante (citrato de sodio) que haga nuestro jabón más efectivo. Solo debemos multiplicar la cantidad resultante de ácido cítrico por 0,6.

9,9 gr de ácido cítrico X 0,6 = **5,94 gr de hidróxido de sodio (NaOH)**.

El siguiente paso es elaborar el **citrato de sodio**. En 60 gr de agua destilada a temperatura ambiente disolvemos los 9,9 gr de ácido cítrico.

Una vez disuelto, añadimos con sumo cuidado la sosa y movemos hasta que esté disuelta. El líquido resultante es el quelante que usaremos en la elaboración del jabón.

Este proceso es recomendable realizarlo bajo una campana extractora y lo más alejados posible del recipiente puesto que la reacción química genera un vapor que puede dañar tu piel y tus pulmones. Por seguridad protégete con guantes para realizar esta elaboración.

Resto de ingredientes

Este es el momento en el que tenemos que decidir qué principios activos queremos añadir al jabón. Es importante conocer las propiedades de cada uno de los ingredientes y configurar el objetivo que perseguimos con nuestro jabón, además del de limpieza.

En este caso le añadiremos cera de abejas para aportar un poco más de dureza, además de una fantástica hidratación. La **cera de abejas** no debe superar el 1% de la totalidad del jabón, con lo cual no podemos superar los **10 gr**.

Es preferible derretir la cera de abejas al baño maría mientras se van preparando el resto de los ingredientes con el fin que esté lista para añadir a los aceites antes de comenzar a batir. Puedes derretirla junto al aceite de coco.

También añadiremos **23 gr de pulpa de aloe vera** muy bien pelada y batida, **12 gr de harina de avena** o de avena coloidal y aceite esencial de lavanda.

El aloe vera es regenerante. La avena contiene betaglucanos que calman la piel. El aceite esencial de lavanda es calmante, antibacteriano y antiinflamatorio y, por lo tanto, el recomendado en caso de una piel sensible que se irrita e inflama fácilmente y necesita calma y reconstrucción constante.

Todos estos ingredientes junto con el aceite elegido para sobreengrasado, excepto la cera de abejas, **se añaden al final**, cuando hemos llegado a la traza, es decir, cuando el jabón ha saponificado. Y el último ingrediente a añadir es el aceite esencial.

Fórmula y elaboración de jabón para piel sensible

La fórmula del jabón para piel sensible queda, por lo tanto, así:

- Citrato de sodio:

- o 60 gr de agua destilada
- o 9,9 gr de ácido cítrico
- o 5,94 gr de sosa
- 216 gr de agua destilada congelada en cubitos (puede ser una infusión de manzanilla)
- 83,86 gr de sosa caústica
- 570 gr de aceite de oliva
- 34 gr de aceite de coco
- 56 gr de manteca de Karité (sobreengrasado)
- 10 gr de cera de abejas
- 23 gr de pulpa de aloe vera
- 12 gr de harina de avena o avena coloidal
- 5 gr / 100 gotas de aceite esencial de lavanda

Pesa todos los ingredientes antes de comenzar a hacer el jabón. Vierte todos los aceites a saponificar en el mismo recipiente donde vayas a elaborar el jabón. Todos los ingredientes van a ir añadiéndose a este.

Para su **elaboración,** procederemos de la siguiente manera: con guantes y gafas de seguridad añadimos sobre el agua o infusión congelada el citrato de sodio y la sosa. Movemos, con cuidado de no salpicar, hasta que toda la sosa esté disuelta. El líquido resultante es una lejía.

Una vez disuelta vertemos la lejía sobre el recipiente donde tenemos el aceite de oliva, el aceite de coco y la cera de abejas disuelta. Todo el proceso debemos hacerlo con cautela para evitar salpicaduras, puesto que el producto que estamos elaborando quema la piel.

Mezclamos con la batidora a velocidad media tirando a baja hasta que llegue a la traza, es decir, hasta que veamos que es una pasta densa y que se puede dibujar sobre ella con las gotas que caen de la batidora. Batir siempre evitando salpicaduras.

Ahora podemos añadir el resto de los ingredientes: manteca de karité, aloe vera, avena y por último el aceite esencial. Los últimos ingredientes podemos añadirlos moviendo con una cuchara de madera o silicona para que no espese demasiado el jabón. Recuerda, si mueves con cuchara, mover siempre en el mismo sentido. Si cambias el sentido puede cortarse el jabón. Esto no pasa nunca si lo haces con batidora.

Es importante seguir el orden indicado al añadir los ingredientes.

Vertemos la pasta de jabón en el molde o moldes elegidos y lo dejamos endurecer entre 2 y 3 días. Pasado este tiempo, desmoldamos y ponemos a curar. Si hemos hecho un bloque grande de jabón, este momento de desmoldado es el idóneo para cortarlo a la medida deseada.

Asegúrate que el molde que eliges es fácilmente desmoldable. No utilices nunca moldes de teflón ni aluminio ni cristal.

Coloca los jabones sobre una superficie cubierta con papel de cocina o alguna tela ligera de algodón y separados unos de otros. Cúbrelos con algo liviano para que les dé el aire y, a la vez, queden protegidos del polvo. Y déjalos secar durante al menos 1 mes durante el cual es bueno darles la vuelta 1 vez a la semana para que sequen por todos los lados.

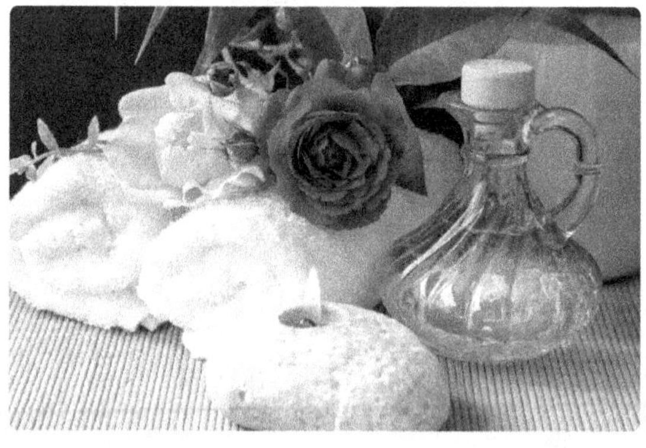

ELABORACIÓN DE JABÓN CON LA CALCULADORA ONLINE

Rueda por internet una calculadora que realiza todos los cálculos que hemos realizado anteriormente de forma más rápida y, la verdad, las formulaciones quedan muy bien. Se llama La Calculadora de Mendrulandia y la encuentras aquí http://calc.mendrulandia.net

Cómo formular un jabón con la calculadora online

Vamos a realizar con esta calculadora un **jabón para piel grasa**.

Solo tenemos que elegir los ingredientes que queremos añadir para este tipo de piel: aceite de oliva, de coco y de caléndula, aloe vera, arcilla verde y propóleo. Los añadimos a los ingredientes de la calculadora y le ponemos la cantidad que creemos adecuada en gramos.

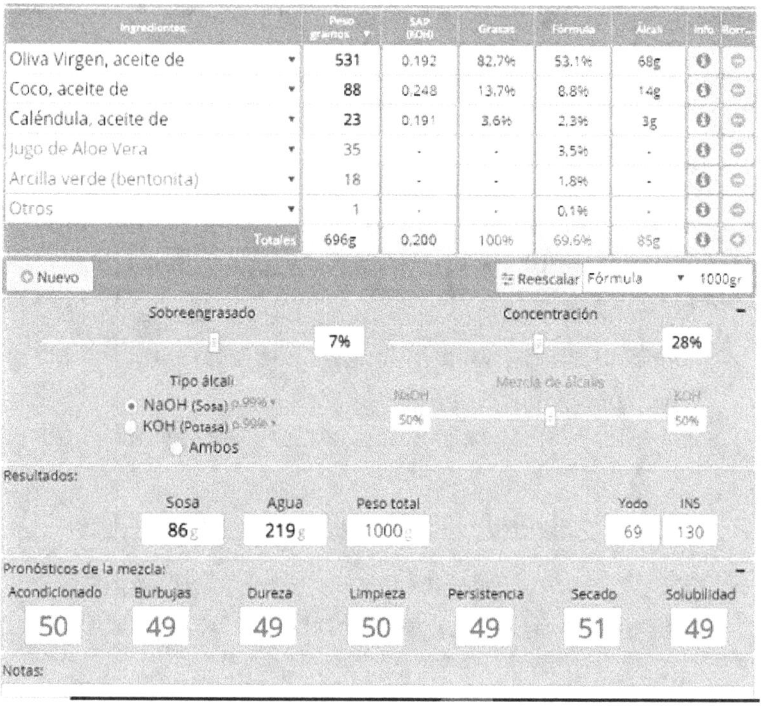

Ingredientes		Peso gramos ▾	SAP (KOH)	Grasas	Fórmula	Álcali	Info	Borr...
Oliva Virgen, aceite de	▾	531	0.192	82,7%	53,1%	68g	ⓘ	⊝
Coco, aceite de	▾	88	0.248	13,7%	8,8%	14g	ⓘ	⊝
Caléndula, aceite de	▾	23	0.191	3,6%	2,3%	3g	ⓘ	⊝
Jugo de Aloe Vera	▾	35	-	-	3,5%	-	ⓘ	⊝
Arcilla verde (bentonita)	▾	18	-	-	1,8%	-	ⓘ	⊝
Otros	▾	1	.	.	0,1%	.	ⓘ	⊝
Totales		696g	0,200	100%	69,6%	85g	ⓘ	⟳

Ⓝ Nuevo ⇅ Reescalar Fórmula ▾ 1000gr

Sobreengrasado: 7% **Concentración:** 28% —

Tipo álcali
- NaOH (Sosa) 0.99% ▾
- KOH (Potasa) 0.99% ▾
- Ambos

Mezcla de álcalis: NaOH 50% — KOH 50%

Resultados:

Sosa	Agua	Peso total		Yodo	INS
86 g	219 g	1000 g		69	130

Pronósticos de la mezcla: —

Acondicionado	Burbujas	Dureza	Limpieza	Persistencia	Secado	Solubilidad
50	49	49	50	49	51	49

Notas:

Seleccionamos el sobreengrasado, la concentración que deseamos y la cantidad de jabón que queremos hacer. Pinchamos sobre "Reescalar" y automáticamente calcula el agua y la sosa que necesita nuestro jabón.

El jabón es muy bueno si los valores de acondicionado, burbujas, etc están todos en verde. Es bueno si alguno de los valores está en negro y la mayoría en verde. Pero si hay alguno en rojo, debes cambiar la fórmula. Puedes ir cambiando cantidades de los ingredientes o subir y bajar el sobreengrasado y la concentración (dentro de los límites que te indica este manual) para conseguir todos los valores en verde, como la imagen que te muestro.

Lo único que tendrás que calcular manualmente es el citrato de sodio, que la calculadora no contempla. También puedes comprarlo hecho, aunque es tan sencillo de hacer que no me resisto a ponerlo en la fórmula de nuestro jabón para piel grasa.

Fórmula y elaboración de jabón para piel grasa

- Citrato de sodio:
    - 60 gr de agua destilada
    - 9,63 gr de ácido cítrico
    - 5,78 gr de sosa
- 219 gr de agua destilada congelada en cubitos (puede ser una infusión de saúco)
- 86 gr de sosa cáustica
- 531 gr de aceite de oliva
- 88 gr de aceite de coco
- 23 gr de oleomacerado de caléndula (sobreengrasado)
- 35 gr de aloe vera
- 18 gr de arcilla verde

- 1 gr de propóleo
- 40 gotas de aceite esencial de árbol del té
- 20 gotas de aceite esencial de limón

La elaboración sería, entonces así: con guantes y gafas de seguridad añadimos sobre el agua o infusión congelada el citrato de sodio y la sosa. Movemos con cuidado de no salpicar hasta que toda la sosa esté disuelta. El líquido resultante es una lejía.

Una vez disuelta vertemos la lejía sobre el recipiente donde tenemos el aceite de oliva y el aceite de coco derretido. Todo el proceso debemos hacerlo con cautela para evitar salpicaduras, puesto que el producto que estamos elaborando quema la piel.

Mezclamos con la batidora a velocidad media tirando a baja hasta que llegue a la traza, es decir, hasta que veamos que es una pasta densa y que se puede dibujar sobre ella con las gotas que caen de la batidora.

Ahora podemos añadir el resto de los ingredientes: aceite de caléndula, aloe vera, arcilla verde, propóleo y por último los aceites esenciales. Los últimos ingredientes podemos añadirlos moviendo con una cuchara de madera o silicona. Recuerda mover siempre en el mismo sentido. Si cambias el sentido puede cortarse el jabón. Esto no pasa nunca si lo haces con batidora.

Es importante seguir el orden indicado al añadir los ingredientes.

Vertemos la pasta de jabón en el molde o moldes elegidos y lo dejamos endurecer entre 2 o 3 días. Pasado este tiempo, desmoldamos y ponemos a curar. Si hemos hecho un bloque grande de jabón, este momento de desmoldado es el idóneo para cortarlo a la medida deseada.

Asegúrate que el molde que eliges es fácilmente desmoldable. No utilices nunca moldes de teflón ni cristal ni aluminio.

Coloca los jabones sobre una superficie cubierta con papel de cocina o alguna tela ligera de algodón y separados unos de otros. Cúbrelos con algo liviano para que les dé el aire y que queden protegidos del polvo. Y déjalos secar durante al menos 1 mes durante el cual es bueno darles la vuelta 1 vez a la semana para que sequen por todos los lados.

Hemos elegido los ingredientes por sus propiedades idóneas para mantener sana una piel con exceso de grasa.

El aceite de oliva aporta hidratación. El aceite de coco, además de hidratar y nutrir, aporta al jabón más espuma. El aceite de caléndula es emoliente.

El aloe vera repara y regenera la piel. La arcilla verde descongestiona y depura la piel con exceso de grasa. Con los aceites esenciales aportamos equilibrio, eliminación de grasa y desinfección a la piel.

Todo ello hará de este jabón un producto ideal de higiene para aquellas pieles con exceso de secreción grasa y granos o comedones.

ELABORACIÓN DE JABÓN DE AFEITAR

Fórmula y proceso de elaboración

10% de sobreengrasado

30% de concentración

- Citrato de sodio
  - o 15 gr de ácido cítrico
  - o 9 gr de hidróxido de sodio
  - o 60 gr de agua destilada
- 700 gr de manteca de cacao
- 100 gr de aceite de argán
- 200 gr de aceite de ricino (sobreengrasado)
- 282,24 gr de agua destilada congelada
- 120,96 gr de sosa caústica (hidróxido de sodio NaOH)
- 10 gr de aceite esencial de romero
- 10 gr de aceite esencial de árbol del té
- 10 gr de aceite esencial de bergamota

Con estos ingredientes pasamos a elaborar el jabón. Con guantes y gafas de seguridad añadimos sobre el agua congelada el citrato de sodio y la sosa. Movemos con cuidado de no salpicar hasta que toda la sosa esté disuelta. El líquido resultante es una lejía.

Una vez disuelta vertemos la lejía sobre el recipiente donde tenemos la manteca de cacao y el aceite de argán previamente derretido al baño maría. Todo el proceso debemos hacerlo con cautela para evitar salpicaduras, puesto que el producto que estamos elaborando quema la piel.

Mezclamos con la batidora a velocidad media tirando a baja hasta que llegue a la traza, es decir, hasta que veamos que es una pasta densa y que se puede dibujar sobre ella con las gotas que caen de la batidora.

Ahora podemos añadir el resto de los ingredientes: aceite de ricino y los aceites esenciales. Estos últimos ingredientes podemos añadirlos moviendo con una cuchara de madera o silicona puesto que el aceite de ricino hará que el jabón densifique muy rápido. Recuerda mover siempre en el mismo sentido. Si cambias el sentido, puede cortarse el jabón.

Es importante seguir el orden indicado al añadir los ingredientes.

Vertemos la pasta de jabón en el molde o moldes elegidos y lo dejamos endurecer entre 2 y 3 días. Pasado este tiempo, desmoldamos y ponemos a curar. Si hemos hecho un bloque grande de jabón, este momento de desmoldado es el idóneo para cortarlo a la medida deseada.

Asegúrate que el molde que eliges es fácilmente desmoldable. No utilices nunca moldes de teflón ni cristal ni aluminio.

Coloca los jabones sobre una superficie cubierta con papel de cocina o alguna tela ligera de algodón y separados unos de otros. Cúbrelos con algo liviano para que les dé el aire y que queden protegidos del polvo. Y déjalos secar durante al menos 1 mes durante el cual es bueno darles la vuelta 1 vez a la semana para que sequen por todos los lados.

Este jabón tiene una espuma densa muy agradable, además el aceite de argán aporta suavidad y limpieza.

JABÓN DE GLICERINA. CÓMO SE FORMULA

Su formulación y elaboración es prácticamente igual al proceso que hemos explicado del jabón de sosa.

Los jabones de glicerina reciben este nombre, no solo porque se les añada glicerina vegetal para hacerlos aún más humectantes, sino porque en ellos se busca ciertos niveles de transparencia y eso se consigue añadiendo solventes como son alcohol, una solución de azúcar y glicerina vegetal.

El jabón de glicerina debe tener una concentración de 40 a 60% de solventes. Cuanto más transparente es el jabón, más solventes contiene, aunque menos espuma y más rápido se gasta, esto es debido entre otras cosas, a la menor cantidad de masa de jabón que figura en su peso.

Este tipo de jabón responde mal con la humedad y por eso en ambientes húmedos puede ser más suave de lo deseado o, también, puede sudar y ponerse pringoso.

La masa de jabón es la suma de los pesos de las grasas más el peso de la sosa en seco. Por lo tanto, a la hora de formular un jabón de glicerina debemos saber que:

- Grasas + sosa componen el 50%
- Solventes componen el otro 50% restante.

Ya que el 50% de ingredientes son solventes tendremos en cuenta lo siguiente:

- La dosificación del **alcohol** (alcohol etílico de 96°) debe ser del 12% al 14% del peso total. Una cantidad inferior al 12% hará jabones con poca transparencia y más del 14% hará que el jabón se encoja y tenga poca espuma.
- La cantidad de **azúcar** a añadir será del 8% al 14% del peso total. Si se añade más del 14% el jabón ofrecerá falta de dureza y se gastará con mucha rapidez.
- La dosis adecuada de **glicerina vegetal** es del 8% al 14% del peso total. Al usar más del 14%, el jabón resulta muy blando y se disuelve con demasiada rapidez.
- En la parte de solventes también se incluye una cantidad de **agua destilada** que oscila entre el 12% y el 20% del peso total. Si añadimos más del 20%, el jabón resultante será demasiado suave y presentará falta de dureza.

Empezamos a formular

1. Decidimos los aceites: 100 gr de aceite de ricino, 100 gr de aceite de coco y 100 gr de manteca de cacao (sobreengrasado).

2. NaOh 45,6gr (calculado sobre las grasas) menos el 10% de sobreengrasado queda igual a 41 gr de NaOH.

3. Estableciendo una concentración del 29%

La regla de tres sería:

29% --------------------------------41 NaOH

71% restante----------------------X

X= 100,3 gr de agua

100,3 gr de agua destilada que congelaremos para tenerla preparada.

4. El peso total, sumando grasas y sosa cáustica secas, es de 341 gr

El peso del jabón más los solventes tiene que ser 341 + 341 = 682 gr

5. Calculamos la cantidad de cada solvente:

- Alcohol de 96º 12% sobre 682gr = 81,88
- Azúcar 9% sobre 682 gr = 61,3
- Glicerina 13% sobre 682 gr= 88,66
- Agua 16% sobre 682 gr= 109,2

Sumamos 81,88 + 61,30 + 88,66 + 109,20 = 341,04

Comprobamos que el 50% de solventes suma 341 gr.

La fórmula queda así

10% de sobreengrasado / 29% de concentración

- 100 gr de aceite de ricino
- 100 gr de aceite de coco
- 100 gr de manteca de cacao (sobreengrasado)
- 41 gr de NaOH
- 100,37 gr de agua destilada congelada
- Solventes:
    - 81,88 gr de alcohol 96º
    - 61,30 gr de azúcar
    - 88,66 gr de glicerina vegetal
    - 109,20 gr de agua destilada

Elaboración

1º Derretir los aceites al baño maría a no más de 70ºC. Derretir la manteca de cacao al baño maría y reservar para el sobreengrasado.

2º Preparar la lejía con el agua destilada congelada y la sosa y mezclar con las grasas.

3º Cocinar la mezcla al baño maría batiendo hasta que se llegue a la traza. En la traza añadimos la manteca de cacao y seguimos batiendo sin sacar el recipiente del baño maría.

4º Tapar y dejar en baño maría durante 1 hora entre 70ºC / 80ºC.

5º Cuando la masa esté completamente gelificada (crema translúcida) **apagar el fuego,** pero seguir en baño maría y añadir 1/3 de la solución del azúcar + agua (estos dos solventes los hemos preparado previamente en un baño maría para evitar la coloración amarillenta y nos hemos asegurado que el azúcar esté totalmente disuelto).

6º Seguir moviendo con el fuego apagado y añadir poco a poco el alcohol a la mezcla hasta que esté totalmente integrado con la masa de jabón disuelto.

Es importante **TENER EL FUEGO APAGADO AL AÑADIR EL ALCOHOL.**

7º Volver a encender el fuego del baño maría y seguir removiendo la mezcla hasta que la masa esté plenamente homogénea.

8º Finalmente añadir el resto de la solución del azúcar y agua y la glicerina.

9º Mover lentamente para evitar la formación de espuma, retirar del baño maría y dejar reposar tapada hasta que la masa no tenga burbujas de aire y esté transparente.

10º Agregar aceites esenciales, colorantes, etc, si se desea.

11º Por último se cuela directamente en el molde rociando generosamente con un spray de alcohol para eliminar la película que se forma sobre el jabón y añadir incrustaciones, si se desea. Meter en el frigorífico un par de horas y desmoldar.

Dejar en un lugar fresco durante 1 a 2 semanas para la curación total.

COMPROBACIÓN DEL PH DEL JABÓN

Es interesante el empleo de la **fenolftaleína** pues nos va a ayudar a medir el grado de exceso de álcalis que queda en el jabón después de su elaboración.

Es un compuesto químico orgánico de fórmula C20H14O4. Muy utilizado como indicador de pH para determinar la acidez o basicidad de las disoluciones.

La fenolftaleína está presente en los laxantes y es un componente de los colorantes.

Sirve como indicador del ácido-base al pasar del rosa al rojo en presencia de un exceso de álcali y permaneciendo clara o casi traslúcida si hay exceso de ácidos grasos.

Para preparar una solución de ensayo, añadir unas gotas de fenolftaleína a 454 gr de alcohol etílico o etanol. Verter a continuación una cantidad muy pequeña de solución de hidróxido de potasio (1 parte de hidróxido de potasio en 3 partes de agua); añadir hasta que el alcohol adquiera un ligero color rosado.

Para comprobar la reacción ácido-base diluir 28 gr de pasta de jabón en agua y agregar unos 28 gr de la solución de fenolftaleína de ensayo y observar la evolución del color. Si no sube demasiado de color, es porque tiene un exceso de ácidos grasos, no siendo perjudicial sino al contrario tendremos un jabón más suave. Si coge un color muy fuerte tirando hacia rojo, el jabón entonces tiene un exceso de álcalis y es necesario neutralizarlo, cociéndolo una hora al baño maría.

Es raro que un jabón elaborado con estos métodos que se muestran en el manual con sobreengrasado y quelante tenga un pH demasiado alto, puesto que estos dos ayudan a bajarlo. El jabón ya madurado debe tener un pH de 8 – 9 para lavar eficazmente. Un truco si después de un mes de curado el jabón tiene un pH mayor es rallarlo, diluirlo en agua destilada y añadirle gota a gota ácido cítrico o láctico hasta conseguir el nivel deseado. De este modo tendremos un jabón con el pH adecuado y podremos usarlo cómodamente como un gel.

Para medir el pH de un jabón ya curado disolvemos 1 parte de jabón rallado en 2 partes de agua destilada y comprobamos su nivel con una tira reactiva.

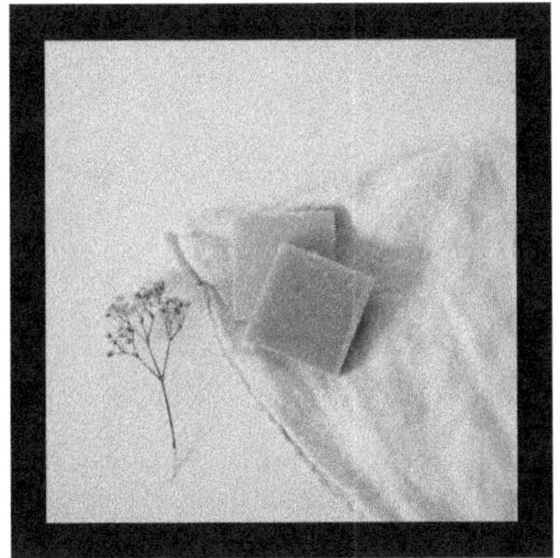

EN CASO DE QUEMADURA POR SOSA

El **primer paso** en el tratamiento de quemaduras químicas es el lavado abundante con **agua fría** para retirar el total del producto sobre la piel sin frotar.

Tras enjuagar se debe permitir que la quemadura se **seque y luego cubrir con una gasa seca y estéril**.

Es recomendable acudir a que revise un médico el estado de la piel.

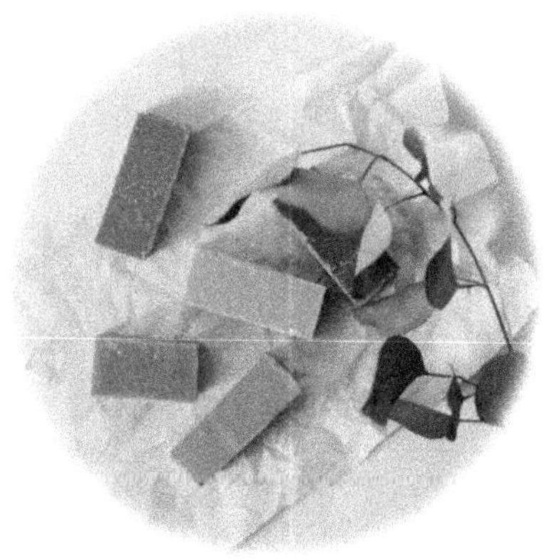

OBSERVACIONES FINALES DEL JABÓN DE SOSA

- Recuerda dejar madurar los jabones hechos con sosa o con potasa cáustica al menos 4 semanas antes de emplearlos. En ese tiempo debes darles la vuelta, al menos, una vez por semana para que curen por todos los lados igual.
- Es conveniente engrasar los moldes en los que se vierten los jabones o cubrirlos con papel vegetal para un fácil desmoldado.
- El corte del jabón se puede hacer a las 48h, en el mismo momento del desmoldado. Es conveniente comprobar que ya ha empezado a endurecerse, pero no está demasiado duro para evitar que se resquebraje al cortarlo.
- Los restos de jabón siempre se pueden emplear como incrustaciones o para fabricar nuevas pastillas o jabón líquido.

Y casi ya para terminar, una importante cuestión: ¿tapamos o no tapamos el jabón después de echarlo en los moldes?

Tapar el jabón facilita su gelificación y se consiguen así jabones más suaves, hay quien no los tapa y hay incluso quien tras terminado el jabón lo mete en el horno a unos 80ºC durante dos horas.

Tendréis que experimentar vosotros mismos. No es conveniente tapar el jabón cuando se emplea miel o leche pues sube demasiado la temperatura y se puede malograr su maduración.

Y a partir de ahora que disfrutes elaborando tus propios jabones...

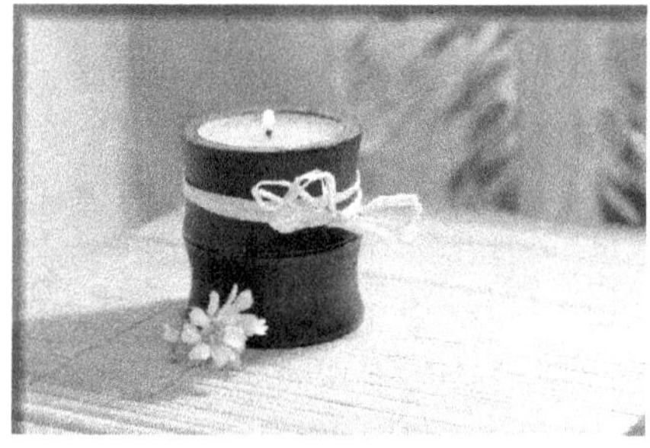

JABÓN "SIN JABÓN" O SYNDET

A veces, en pieles dañadas, sensibles o cuando hay necesidad de lavados muy frecuentes, es necesario buscar otro tipo de jabón para la higiene. Es en este caso en el que recurrimos al jabón "sin jabón" o como son denominados comercialmente limpiadores syndet.

En realidad, este no es un jabón si no un detergente que tiene la ventaja de ofrecer un pH 5 – 5,5 ideal para estos tipos de piel o necesidades. Esto también lo hace el producto idóneo para la limpieza de los bebés.

Habitualmente su formato es líquido aunque también se puede hacer sólido.

La diferencia de este tipo de jabones frente al jabón natural es que este último está elaborado a partir de un álcali y el primero está elaborado con uno o varios tensioactivos como ingrediente con efecto lavante.

En cuanto al medio ambiente hay que reconocer que el jabón de sosa es más biodegradable que el limpiador syndet.

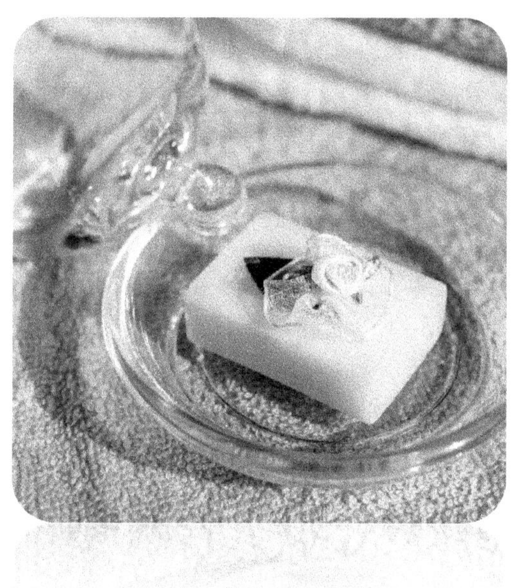

GELES DE DUCHA

Eliminar la suciedad que se adhiere sobre la superficie de la piel es una necesidad tanto estética como sanitaria. La piel, mediante la secreción continua de sebo, aporta el componente esencial del manto hidrolipídico que recubre y protege la piel.

Cuando no se realiza una limpieza, aumentan las bacterias de la superficie cutánea que son capaces de degradar estas moléculas grasas y generar sustancias malolientes. Además, la secreción de sebo retiene los componentes no acuosos de la secreción sudorípara de la piel y cualquier material exterior que alcance la superficie de nuestro organismo, especialmente humos y polvo, presentes en abundancia en zonas de elevada contaminación como pueden ser las grandes ciudades.

Esta suciedad se fija sobre la queratina de la piel porque la capa más superficial de la piel presenta de manera natural suciedad de carga negativa, a la vez que la piel tiene una carga positiva. Al ser opuestas estas cargas se atraen y esto hace que la suciedad se fije sobre la piel.

Hay que tener en cuenta que la secreción sebácea, aunque constituya un aporte de suciedad, cumple una función importante en la hidratación de la piel. Por lo tanto, no debe ser eliminada totalmente para evitar la deshidratación y el resecamiento.

Un gel de baño debe conservar el pH fisiológico de la piel entre 5 – 5,5.

La suciedad, debe separarse de la superficie corporal y, a continuación, ser arrastrada por el agua de lavado. Esta acción es un proceso realizado por parte de componentes de tipo tensioactivo.

Componentes de un gel de ducha

✓ Tensioactivo primario

✓ Cotensioactivo o tensioactivo secundario

✓ Espesantes

✓ Agentes reengrasantes o emolientes

✓ Agentes acondicionadores o humectantes

✓ Conservantes

✓ Ingredientes activos

✓ Agentes de ajuste del pH

✓ Agua destilada, infusiones, hidrolatos, etc.

En cosmética natural las materias primas que se utilizan son de origen vegetal. Extractos de algas, esencias herbales, miel, proteínas de trigo, extractos de semillas de uva, de soja, de té verde, avena, trigo, vainilla, aloe, coco, sándalo, ginseng, pepino, almendra, vitaminas (A, C y E), sales del Mar Muerto y aceite de oliva son algunos de los ingredientes naturales incluidos en las formulaciones, muchos de ellos simplemente redescubiertos.

Tensioactivos

Un tensioactivo es un compuesto que modifica la tensión superficial entre dos superficies, en este caso entre la grasa o la suciedad y el agua. Los compuestos tensioactivos son moléculas anfifílicas, es decir, que presentan dos partes de polaridad diferente, una lipofílica que posee una gran afinidad con las materias grasas y otra hidrófila que posee una gran afinidad con el agua.

Para una mayor efectividad de lavado es aconsejable utilizar un tensioactivo primario y uno secundario. El primario es el que utilizaremos en mayor cantidad dentro de la formulación, mientras que el secundario es un compuesto, que añadido en menor medida, es capaz de fortalecer las propiedades de un tensioactivo principal para mejorar el resultado de la mezcla final.

Los tensioactivos son los componentes mayoritarios, aparte del agua, de la composición del gel de baño.

La acción detergente de un tensioactivo es su capacidad para eliminar la grasa y la suciedad del cuerpo al eliminar la tensión superficial del agua. Además, los tensioactivos poseen las siguientes propiedades:

✓ **Propiedad espumante**: Son capaces de mezclar aire con agua, formando una película muy fina que atrapa aire en forma de burbujas.
✓ **Propiedad humectante**: Facilita que el agua aumente su área de contacto con cualquier superficie y, por ello, facilita la hidratación.
✓ **Propiedad emulgente**: Permite mezclar las grasas y otras partículas con agua y gracias a ello el aclarado elimina la suciedad de la piel.

Desde el punto de vista químico los **tipos de tensioactivos** son:

Tensioactivos no iónicos son moléculas que no poseen carga eléctrica en una disolución acuosa, son muy poco irritantes, tienen menos poder espumógeno y viscosizante que los tensioactivos aniónicos, pero son excelentes humectantes y apenas alteran la función barrera de la piel. Entre los que tenemos naturales están:

- Coco glucoside
- Decyl glucoside
- Lauryl glucoside
- Sorbitol

Tensioactivos iónicos se dividen en aniónicos o catiónicos, dependiendo de si su carga eléctrica en solución acuosa es negativa (aniónicos) o positiva (catiónicos).

✓ **Tensioactivos aniónicos (-)** poseen carga negativa. Presentan una excelente capacidad limpiadora y poder desengrasante, pero son más irritantes. El jabón casero es un tensioactivo aniónico.

Uno de los tensioactivos más empleados en la elaboración comercial de geles de baño y champús convencionales y no naturales es el Sodium Laureth Sulfate tensioactivo elaborado a partir de polyethilenglycol (PEG), sustancia bastante irritante para la piel.

Entre los tensioactivos aniónicos naturales tenemos:

- Sodium cetearyl sulfate
- Sodium cocoyl glutamate
- Sodium cocoyl sarcosinate
- Sodium lauyl sulfoacetate (SLSA)
- Sodium cocoyl isethionate (SCI)
- Sodium coco sulfate (SCS)
- Sulfate castor oil, aceite de ricino sulfonado

✓ **Tensioactivos catiónicos (+)** poseen carga positiva. Tienen poca efectividad limpiadora, porque la mayoría de las superficies tiene una carga negativa y los cationes se absorben sobre ellas en lugar de solubilizar la suciedad adherida. Se emplean como humectantes, bactericidas y acondicionadores. Son incompatibles con los aniónicos.

Algunos tensioactivos catiónicos son:

- Behentrimonium Chloride
- Behentrimonium Methosulfate
- Benzalkonium Chloride
- Centrimonium Chloride
- Cinnamidopropyltrimonium Chloride
- Dicetyldimonium Chloride
- Dicocodimonium Chloride

- Didecyl Dimethyl Ammonium Chloride
- Hexadecyltrimethylammonium Bromide (HTAB)
- Laurtrimonium Chloride
- Quaternium-15
- Quaternium-18 Bentonite
- Quaternium-18 Hectorite
- Quaternium-22
- Stearalkonium Chloride
- Tallowtrimonium Chloride
- Tetradecyl Trimethylammonium Chloride
- Tricetyldimonium Chloride

Algunos de ellos pueden, como por ejemplo el Quaternium-15, experimentar reacciones químicas que liberen con el tiempo pequeñas cantidades de formaldehido. Esta sustancia puede originar reacciones alérgicas o inflamatorias.

De estos no todos están considerados naturales. Están incluidos en el listado solo para que los conozcas puesto que los puedes encontrar en las formulaciones que hay en el mercado.

Tensioactivos anfóteros aportan mucha espuma y una limpieza suave. Son aquellos que desarrollan una carga positiva o negativa en función del pH de la fórmula, comportándose como tensioactivos catiónicos, es decir, con carga eléctrica positiva en pH ácido y como tensioactivos aniónicos, es decir, con carga eléctrica negativa, en medios alcalinos o con pH por encima de 7.

Entre los naturales tenemos:

- Coco betaína
- Cocamidopropyl betaína
- Cetyl betaína
- Disodium Cocoamphodiacetate
- Disodium Cocoamphodipropionate
- Lauramphopropinate
- Sodium Cocoamphoacetate
- Sodium Lauroamphoacetate
- Babassuamidopropyl betaíne

Espesantes

Son sustancias que ayudan a que el gel tenga una consistencia espesa y sea más fácil de aplicar.

Son espesantes las gomas naturales como la goma xantana y la goma guar.

La dosis a utilizar en el gel es del 0,2 al 1%.

Agentes reengrasantes o emolientes

Son aquellos que aportan nutrición a la piel. Los aceites y mantecas son los mejores reengrasantes y los más naturales.

Con **piel seca** es aconsejable el uso de: aceite de almendras dulces, sésamo, aguacate, germen de trigo, onagra, avellana, nueces, pepita de uva, borraja, rosa mosqueta y jojoba, ya que aportan ácidos grasos poliinsaturados como el linoleico y linolénico que tienen la capacidad de restaurar los lípidos cutáneos.

También son ricos en sustancias que revitalizan y estimulan el metabolismo celular como los fitosteroles y las vitaminas A, D y E que mejoran el tejido conjuntivo de la piel aportándole suavidad y elasticidad.

La dosis a añadir en el gel es del 3 - 5%.

Con **piel sensible o atópica** es aconsejable el uso de: aceite de caléndula, cáñamo, pepita de uva, pepita de frambuesa, salvado de arroz y jojoba.

La dosis a añadir en el gel es del 3 –5%.

Agentes acondicionadores o humectantes

Son sustancias higroscópicas capaces de retener agua. Cuando se aplican sobre la piel mantienen la humedad, evitando la deshidratación que provocan los factores ambientales como viento, frío, calor… y sus consecuencias tales como sequedad, descamación y vejez prematura de la piel.

Son humectantes:

- ✓ Glicerina vegetal: la dosis en emulsiones es del 3 al 5%.

- ✓ Sorbitol: la dosis como humectante y estabilizante es del 2 - 5%.

Conservantes

Son esenciales en el gel ya que estos productos se contaminan fácilmente por bacterias, hongos y levaduras.

Los más utilizados son:

- ✓ Cosgard o Geogard 221 cuya dosificación está entre 0,6 – 1%
- ✓ Leucidal cuya dosificación oscila entre 2 – 4%
- ✓ Sharomix cuya dosificación oscila entre 0,6 - 1,2%
- ✓ Rokonsal cuya dosificación oscila entre 0,2 - 1%

Ingredientes activos

Vitamina A: la vitamina A está relacionada con el metabolismo de la epidermis y tiene un papel muy importante en el control de la queratinización. Estimula la regeneración de la piel desde la capa basal, por esto se utiliza en productos para pieles secas, arrugadas y envejecidas.

La dosis en cosmética es del 1 - 3%.

Vitamina C: es esencial para la síntesis de colágeno y de material intercelular de la piel. También tiene una acción antioxidante y antienvejecimiento cutáneo.

Como antioxidante se adiciona a la fase acuosa en dosis del 0,1 al 1%.

Vitamina E: es un antioxidante natural que elimina los radicales libres. Protege las membranas de las células. Preserva la vitamina A y los ácidos grasos esenciales de la oxidación.

La dosis en geles de baño es 0,5 - 2%.

Vitamina F: se compone de múltiples ácidos grasos esenciales obtenidos a partir del aceite de cártamo. Contiene un elevado porcentaje de ácido linoleico en su forma natural, biológicamente activa. Es una fuente natural de Omega 6. Restaura la función barrera de la piel seca y áspera. Es eficaz en pieles atópicas. Reduce la elevada pérdida de agua transepidérmica. Da a la piel brillo y una apariencia más joven.

Se emplea del 0,5 al 3%.

Aceites esenciales: se incorporan por sus propiedades aromáticas y por sus propiedades cosméticas. La dosis total depende de la intensidad de sus aromas, generalmente oscila entre el 0,5 – 1%.

Los más utilizados son:

- Piel grasa: limón, alcanfor, cedro, petitgrain, salvia sclarea y romero.

- Piel seca: cedro, salvia, geranio, lavanda, naranja, manzanilla romana, palo de rosa, nerolí, petitgrain, sándalo, jengibre y ylang-ylang.

- Piel con dermatitis: palo de rosa, manzanilla alemana, lavanda, menta, niauli, incienso, geranio, palmarosa y ciprés.
- Piel con eczema: manzanilla alemana, bergamota, cedro, mirra, lavanda, naranja,

zanahoria, siempreviva, geranio, rosa y enebro.

- Piel sensible: lavanda, manzanilla romana y manzanilla alemana.

Extractos de plantas medicinales: contienen oligoelementos que mejoran el metabolismo celular y compuestos antiinflamatorios y estimulantes de la circulación periférica que regeneran la dermis.

- Piel grasa: salvia, quina, manzanilla, milenrama, bardana, ortiga blanca, abedul, tomillo, hammamelis, laurel, perejil, hiedra, laminaria, pino y romero. Se añaden hasta un 5%.

- Piel seca: avena, fucus, espirulina, coralina, abrótano, malva, manzanilla, hiedra, mimosa, tilo y saúco son muy utilizados en pieles secas. La dosis recomendada es de 3 - 5%.

- Piel con dermatitis: acedera, aloe, bardana, berza, borraja, caléndula, eupatorio, hammamelis, hiedra, olivo, ortiga menor, romero, saúco y tomillo. La dosis recomendada es de 3 - 5%.

- Piel con ezcema: albahaca, aloe, bardana, benjuí, consuelda, diente de león, centella asiática, lavanda, levadura de cerveza, lino, llantén, manzanilla, menta, olivo y zanahoria. La dosis recomendada es de 3 - 5%.

- Piel sensible: manzanilla, malva, avena y caléndula. La dosis es de 3 - 5%.

Correctores del pH

Los correctores de pH son encargados de equilibrar el gel, pues la piel tiene un pH entre 5 y 5,5, pero los tensioactivos son alcalinos (por encima de 7).

Para **bajar el pH** final del producto se utilizan ácidos orgánicos diluidos en agua destilada al 50% como el ácido láctico, ácido cítrico y ácido málico.

Para **subir el pH** se utiliza una dilución de agua destilada con bicarbonato al 80:20.

Para comprobar el pH se utilizan tiras de papel indicador de pH, que cambian de color según el pH del producto. Los reguladores de pH se añaden gota a gota y mezclándolos bien en el producto hasta conseguir el pH adecuado.

La parte acuosa de un gel de ducha

Es la parte mayoritaria de un gel de ducha. Se pueden usar:

- ✓ Tisanas
- ✓ Hidrolatos

Los hidrolatos se obtienen por destilación. Son aguas florales con aceites esenciales en suspensión que aportan grandes beneficios a la piel.

Para **piel seca** las plantas más adecuadas son saúco, manzanilla, malva, azahar, rosa, melisa y lavanda.

En **piel grasa** utilizar flor de azahar, salvia, quina, manzanilla, milenrama, bardana, ortiga blanca, abedul, tomillo, hammamelis, laurel, perejil, hiedra, laminaria, pino y romero.

La **piel con dermatitis** deberá utilizar las siguientes plantas: acedera, aloe, bardana, berza, borraja, caléndula, eupatorio, hammamelis, hiedra, olivo, ortiga menor, romero, saúco y tomillo.

Para la **piel con eczema** son recomendables: albahaca, aloe, bardana, benjuí, consuelda, diente de león, centella asiática, lavanda, levadura de cerveza, lino, llantén, manzanilla, menta, olivo y zanahoria.

En **piel sensible** utilizar rosas, aciano, hamamelis, helicriso, malvas y avena.

Formulación de geles de baño

Para formular un gel es importante estudiar bien los tensioactivos. No se pueden incluir varios tensioactivos al azar sin saber si son compatibles o las cantidades que nos apetezcan. Debes calcular la cantidad de sustancia activa lavante y qué tipo de tensioactivos necesitas mezclar para que el resultado sea un producto adecuado y no agresivo. Por ello tienes que tener en cuenta varios aspectos importantes:

- El porcentaje de uso que se recomienda de cada tensioactivo.
- La SAL, es decir, la **sustancia activa lavante** o capacidad de lavado que tiene cada tensioactivo.
- El tipo de fórmula que deseamos elaborar, pues en cada fórmula la SAL es diferente:
    - o Gel de ducha de 18 a 20%

- o Baños de burbujas del 20 al 25%
- Conocer la SAL de cada tensioactivo:
    - o SCI Sodium coco isethionate, T. aniónico 70
    - o SCS Sodium coco sulfate, T. aniónico 90
    - o Sodium lauroyl sarcosinate, T. aniónico 39
    - o Sodium cocoyl glutamate, T. aniónico 30
    - o Lamesoft, INCI: Coco Glucoside and Glyceryl Oleate, T. no iónico 53
    - o Decyl glucoside, T. no iónico 53
    - o Lauryl glucóside, T. no iónico 51,5
    - o Betaína de coco, T anfótero 30
    - o Coco glucóside, T. no iónico 53

Y ¿cómo saber cuál es la SAL de la fórmula que quiero elaborar?

Es muy sencillo, primero decidimos qué porcentaje de uso tiene cada tensioactivo en la fórmula (el procentaje de uso lo indica el fabricante en la ficha técnica del producto), luego lo multiplicamos por su SAL y lo dividimos por 100 y sumando el resultado de cada tensioactivo, nos da la SAL total de la fórmula. Por ejemplo:

Si queremos elaborar un gel para piel seca que debe tener una SAL entre 18% al 20% y usamos 25 gr betaína y 20 gr de coco glucósido, los cálculos serían:

25 gr de betaína X 30 SAL de la betaína = 750

20 gr de coco glucósido X 53 SAL de coco glucósido = 1.060

Sumamos 750 + 1.060 = 1.810 y lo dividimos por 100 para calcular el porcentaje.

1.810: 100 = **18,10% es el total de SAL** de la fórmula de nuestro gel para piel seca, que está dentro de lo adecuado.

En general lo ideal es usar una sinergia entre un tensioactivo aniónico, con fuerte poder limpiador, y un tensioactivo anfótero para suavizar la posible agresividad del anterior, aportando mucha espuma y limpieza suave.

Pero si quieres un gel muy suave se puede acudir a otra mezcla como sería un tensioactivo anfótero con otro no iónico como secundario. Esta última opción tendrá menos espuma, pero no es irritante para la piel. Se recomienda para piel sensible, dañada y para la piel del bebé.

Fórmula y elaboración de gel de ducha para piel seca

SAL 18,10

- ✓ 4 gr de glicerina vegetal
- ✓ 0,5 gr de goma xantana

- ✓ 41,50 gr de tisana de saúco, malva y melisa
- ✓ 3 gr de aceite de aguacate
- ✓ 3 gr de extracto de avena
- ✓ 25 gr de betaína de coco
- ✓ 20 gr de coco glucóside
- ✓ 20 gotas de aceite esencial de ylang-ylang
- ✓ 15 gotas de vitamina E
- ✓ 20 gotas de conservante Cosgard 221

Elaboración: mezclar la glicerina con la goma xantana. Una vez unidas, añadir la infusión moviendo. Añadir uno a uno los ingredientes en el orden de la fórmula mientras se agitan. Por último, regular el pH a 5,5 – 6.

El saúco tiene mucílagos y elimina manchas oscuras de la piel.

La malva es emoliente gracias a los mucílagos que posee.

La melisa tiene mucílagos y taninos con lo que es emoliente, cicatrizante y regenerador celular.

Como las tres plantas poseen mucílagos y la melisa además taninos, para conservar las propiedades y que no precipiten es necesario hacer una maceración en frío. Por lo tanto, hay que macerar las plantas durante 12 horas en agua destilada. La cantidad adecuada es de dos cucharadas de planta por taza de agua o, lo que es lo mismo, 250 cc.

El aceite de aguacate previene arrugas. Es regenerante e hidratante. Aporta a la piel suavidad y luminosidad.

La avena tiene un alto contenido en betaglucanos que ayudan a producir colágeno y disminuye la aparición de arrugas. Además, es calmante.

El ylang-ylang revitaliza y equilibra la piel. Se le atribuyen efectos afrodisíacos.

Formulación de geles para la limpieza de manos

En el caso de los geles para la higiene de las manos debemos tener en cuenta la SAL adecuada para este tipo de producto que oscila entre 5 y 10%. Por lo demás, los ingredientes y el método a utilizar son los mismos que para el gel de ducha.

En cuanto a las plantas a utilizar para el cuidado de las manos debemos incluir:

- Plantas con **propiedades emolientes** como la caléndula, la malva, la almendra, que aportan suavidad a la piel.
- Plantas con **propiedades reparadoras** como la avena que estimula el colágeno y es calmante gracias a los betaglucanos que contiene.
- Plantas con **propiedades regeneradoras** como la rosa mosqueta que además ayuda a eliminar las manchas. La gayuba y el regaliz también son despigmentantes.

Fórmula y elaboración de jabón líquido de manos

SAL 8,65

- ✓ 4 gr de glicerina vegetal
- ✓ 0,5 gr de goma xantana transparente
- ✓ 64,50 gr de tisana de malva y saúco*

- ✓ 3 gr de aceite de caléndula
- ✓ 3 gr de extracto de avena
- ✓ 20 gr de betaína de coco
- ✓ 5 gr de coco glucóside
- ✓ 20 gotas de aceite esencial de lavanda
- ✓ 15 gotas de vitamina E
- ✓ 20 gotas de conservante cosgard 221

*La tisana de saúco y malva la haremos macerando las plantas en agua destilada a temperatura ambiente durante la noche. Por la mañana la colamos. Esta tisana mantiene sus propiedades durante 24 horas.

El motivo de hacer una maceración es porque son dos plantas con mucílago, principio activo que se destruye con el calor. Precisamente este es el principio activo que queremos utilizar y por ello cuidamos especialmente la forma de obtenerlo.

Elaboración: mezclar la glicerina con la goma xantana. Una vez unidas, añadir la tisana agitando. Añadir uno a uno los ingredientes en el orden de la fórmula mientras se mueven de forma continua. Por último, regular el pH a 5,5 – 6 si es necesario.

El saúco tiene mucílagos y elimina manchas oscuras de la piel.

La malva es emoliente gracias a los mucílagos que posee.

El aceite de caléndula suaviza la piel además de ser un gran cicatrizante y antiséptico.

La avena tiene un alto contenido en betaglucanos que ayudan a producir colágeno y disminuye la aparición de arrugas y daños en la piel. Además, es calmante.

El aceite esencial de lavanda es cicatrizante, antirreumática y antibacterioestática. Por sus propiedades la hacen la planta ideal para añadir a los productos dedicados a las manos que sufren continuamente la exposición de diversos agentes externos.

Fórmula y elaboración de jabón líquido para manos con manchas

SAL 8,65

- ✓ 4 gr de glicerina vegetal
- ✓ 0,5 gr de goma xantana transparente
- ✓ 64,50 gr de hidrolato de rosas
- ✓ 3 gr de aceite de rosa mosqueta
- ✓ 3 gr de extracto de gayuba o regaliz
- ✓ 20 gr de betaína de coco

- ✓ 5 gr de coco glucóside
- ✓ 20 gotas de aceite esencial de limón
- ✓ 15 gotas de vitamina E
- ✓ 20 gotas de conservante cosgard 221

Elaboración: mezclar la glicerina con la goma xantana. Una vez unidas, añadir el hidrolato agitando. Añadir uno a uno los ingredientes en el orden de la fórmula mientras se mueven de forma continua. Por último, regular el pH a 5,5 – 6 si es necesario.

Las rosas son las grandes amigas de la piel aportando luminosidad y tersura.

El aceite de rosa mosqueta es regenerador e hidratante. Además, elimina manchas, cicatrices y estrías.

El regaliz es antiinflamatorio, antiséptico y despigmentante.

La gayuba tiene propiedades seborregu-ladoras, despigmentantes, antisépticas y antiinflamatorias.

El aceite esencial de limón es despigmentante, exfolia la piel y sirve como desodorante.

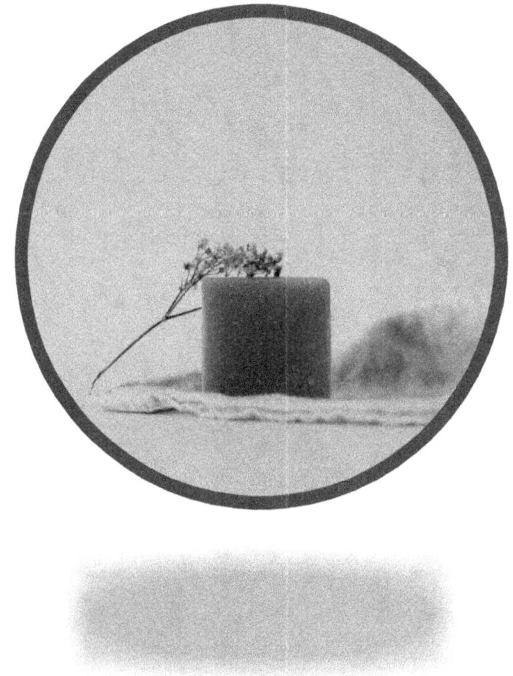

CHAMPÚ LÍQUIDO

El champú es el producto más adecuado para el cuidado y la limpieza del cabello y del cuero cabelludo. Su función principal es eliminar las células muertas del cabello, la grasa formada por las glándulas sebáceas, las escamas de piel, así como los residuos que dejan el polvo, el aire, la contaminación y los cosméticos como geles o fijadores que gradualmente se acumulan en el cabello.

Un buen champú es un producto que:

- ✓ Elimina la suciedad del cabello con poco esfuerzo, sin afectar la capa grasa natural para mantener ese elemento de defensa.
- ✓ Posee espuma suficiente para actuar como medio de dispersión de la suciedad del cabello.
- ✓ Tiene poder desengrasante para limpiar pero que a la vez no reseca el pelo ni el cuero cabelludo.
- ✓ No es irritante con la piel, las mucosas o los ojos.
- ✓ Tiene una consistencia y viscosidad agradables. Si es demasiado viscoso se dispersa mal en el agua y, si por el contrario es demasiado liquido, se escurre con facilidad de la mano mojada.
- ✓ Es fácil de aclarar.

✓ Es biodegradable y no contamina nuestras aguas.
✓ Hace del lavado un momento agradable. No debemos relacionar lo natural con productos y aromas que nos incomoden. Los productos naturales deben hacer que sientas bienestar.
✓ Es adecuado para tu tipo de cabello.
✓ No altera la queratina ni el color del cabello y facilita el peinado.

Debido a la gran cantidad de variantes de cabello y a la diversidad de componentes que pueden incluirse en un champú, pueden elaborarse muchas formulaciones diferentes, cada una con sus particularidades para los diferentes tipos de pelo.

Componentes de un champú natural

✓ Tensioactivos primarios.
✓ Tensioactivos secundarios.
✓ Acondicionadores.
✓ Humectantes.
✓ Espesantes.
✓ Conservantes.
✓ Correctores de pH.
✓ Antioxidantes.
✓ Ingredientes activos.

Como puedes ver son los mismos que ya hemos expuesto en el apartado de geles, así que solo vamos a tratar los que sean diferentes entre gel y champú.

Acondicionadores

La mayoría de los tensioactivos tienen un gran poder detergente y eliminan excesivamente los lípidos naturales del cabello dejándolo frágil, áspero, sin brillo y con dificultad para el peinado.

Para evitar o disminuir estos efectos negativos se añaden sustancias "engrasantes" o suavizantes que mantienen la hidratación natural del cabello y evitan la sequedad.

El acondicionador también forma una película en la superficie del pelo, reduciendo las alteraciones de la cutícula y alisando las escamas para que se dispongan ordenadamente sobre el tallo del cabello.

Productos con grandes propiedades acondicionadoras del cabello son: aceite de cáñamo, aceite de jojoba, aceite de semillas de uva, aceite de oliva, aceite de borraja, manteca de karité, manteca de coco y manteca de cacao. Se añaden entre el 1-5%.

Otros productos que también ayudan al acondicionado del cabello son:

- ✓ Proteínas de seda que aportan suavidad y brillo. Dosificación entre 0,5-5%
- ✓ Extractos de plantas: avena, tila, abrótano, manzanilla, caléndula, malva, llantén. La dosis adecuada es del 1-5%
- ✓ Proteína de trigo que tiene un efecto reparador siendo recomendable en preparados para el verano o cuando se usa mucho el secador. La dosificación recomendada es de 0,5-5%
- ✓ Proteínas de avena que ayudan a fortalecer, hidratar y suavizar el pelo. La dosis a usar es de 0,5-5%
- ✓ Colágeno marino que cuida y fortalece el cabello. La dosis recomendada es de 0,5-5%
- ✓ Elastina marina que protege el cabello además de aportar brillo, sedosidad y mejor peinabilidad. La dosis a añadir a los preparados es de 0,5-5%.

La elección del tipo de acondicionador dependerá del estado de deterioro del cabello. Un caso especial es el de los cabellos excesivamente secos. Es un tipo de pelo rebelde, que necesita ablandarse para adquirir flexibilidad y suavidad. Para estos cabellos se necesitan productos con propiedades emolientes y acondicionadores de acción intensa.

Ingredientes activos

Vitamina A: actúa regenerando el cuero cabelludo. Es vital para la producción de sebo, también para la prevención de los problemas del cuero cabelludo y del cabello tales como caspa, cabello seco y cuero cabelludo grueso que pueden llevar a la pérdida prematura del cabello. La dosis a utilizar oscila entre el 1 - 3%.

Vitamina B3: estimula el crecimiento del cabello y aumenta la circulación sanguínea.

Vitamina B5: la vitamina B5 o ácido pantoténico ayuda a evitar la pérdida de la coloración capilar y a impedir la caída del cabello.

Vitamina B6: previene la caída del cabello y es productor de melanina, que es la sustancia que da color al cabello.

Vitamina B7 o Biotina: esta sustancia, también conocida como vitamina H, protege las raíces capilares de posibles inflamaciones. Es más, la falta de biotina puede causar directamente la caída del cabello. Aporta fortaleza, resistencia y brillo del cabello.

Vitamina C: ayuda a mantener el cabello fuerte y la piel sana. Este nutriente es esencial para la producción de colágeno, una parte esencial del cuero cabelludo. La dosis es del 1 – 3%.

Vitamina E: esta vitamina favorece al sistema inmunológico, incrementa su fortalecimiento, tiene una función tonificante del mismo, aumenta el consumo de oxígeno y refuerza la circulación sanguínea. La dosis es del 0,5 – 5%.

Aceites esenciales: se incorporan por sus propiedades aromáticas y por sus propiedades cosméticas. La dosis total depende de la intensidad de sus aromas, generalmente oscila entre el 0,5 – 1,5%.

Los más utilizados son:

- Cabello graso: limón, alcanfor, cedro, petitgrain, salvia sclarea y romero.
- Cabello seco: romero, palo de rosa y ylang-ylang.
- Caída del cabello: palo de rosa, salvia sclarea, enebro, romero, manzanilla azul, alcanfor, jengibre, cedro y ylang-ylang.
- Caspa: canela, cedro, eucalipto, lavanda, limón, romero, salvia sclarea y ylan-ylang.

Extractos de plantas medicinales: las plantas medicinales aportan activos eficaces para corregir algunos síntomas del cabello y del cuero cabelludo como seborrea, caspa, sequedad, caída del cabello, etc. La dosis a utilizar es 3 - 5%.

* Caspa: romero, caléndula, melisa, tomillo, salvia y cola de caballo.
* Cabello graso: salvia, quina, manzanilla, milenrama, bardana, ortiga, abedul, tomillo, hammamelis, laurel, perejil y romero.
* Caída del cabello: tila, capuchina, aloe, romero, ortiga, cola de caballo y bardana.
* Cabello seco: bardana, grama, ginkgo biloba, aloe, malva y llantén.

Pasos a seguir para elaborar un champú líquido

1. Elegir los ingredientes

Las propiedades cosméticas del champú dependen de los ingredientes básicos, de los principios activos seleccionados en la fórmula y de la cantidad de los mismos.

Para conocer las propiedades de los activos y las dosis recomendadas se puede recurrir a las fichas técnicas de los ingredientes o a algún libro sobre propiedades de plantas.

Es importante definir qué tipo de cabello queremos tratar para elegir los ingredientes adecuados.

En relación a la calidad de los ingredientes empleados es muy importante que no sean irritantes por su posible contacto accidental durante la aplicación con los ojos.

2. Elegir los tensioactivos y su cálculo

Para formular un champú es importante estudiar bien los tensioactivos. No se pueden incluir varios tensioactivos al azar sin saber si son compatibles o las cantidades que nos apetezcan. Debes calcular la cantidad de sustancia activa lavante y qué tipo de tensioactivos mezclas para que el resultado sea un producto adecuado y no agresivo. Por ello tienes que tener en cuenta varios aspectos importantes:

- El porcentaje de uso que se recomienda de cada tensioactivo.
- La SAL, es decir, la **sustancia activa lavante** o capacidad de lavado que tiene cada tensioactivo.
- La SAL es diferente dependiendo del tipo de cabello que deseemos lavar:
    - ✓ Champú para cabellos secos la SAL será de 10% a 12%
    - ✓ Champú para cabellos grasos la SAL será de 12% a 15%
- Conocer la SAL de cada tensioactivo:

- ✓ SCI Sodium coco isethionate, T. aniónico 70
- ✓ SCS Sodium coco sulfate, T. aniónico 90
- ✓ Sodium lauroyl sarcosinate, T. aniónico 39
- ✓ Sodium cocoyl glutamate, T. aniónico 30
- ✓ Lamesoft, INCI: Coco Glucoside and Glyceryl Oleate, T. no iónico 35
- ✓ Coco glucóside, T. no iónico 53
- ✓ Decyl glucoside, T. no iónico 53
- ✓ Lauryl glucóside, T. no iónico 51,5
- ✓ Betaína de coco, T anfótero 30

Y ¿cómo saber cuál es la SAL de la fórmula que quiero elaborar?

Es muy sencillo, primero decidimos qué porcentaje de uso tiene cada tensioactivo en la fórmula (el procentaje de uso lo indica el fabricante en la ficha técnica del producto), luego lo multiplicamos por su SAL y lo dividimos por 100 y sumando el resultado de cada tensioactivo, obtenemos la SAL total de la fórmula.

Por ejemplo: si queremos elaborar un champú para cabellos secos que debe tener una SAL entre 10% al 12% y usamos 25 gr betaína y 8 gr de coco glucósido, los cálculos serían:

25 gr de betaína X 30 SAL de la betaína = 750

8 gr de coco glucósido X 53 SAL de coco glucósido = 424

Sumamos 750 + 424 = 1.174 y lo dividimos por 100 para calcular el porcentaje. 1.174 : 100 = **11,70% es el total de SAL** de la fórmula de nuestro champú para cabellos secos, que está dentro de lo adecuado para cabello seco.

En general lo ideal es usar una sinergia entre un tensioactivo aniónico, con fuerte poder limpiador, y un tensioactivo anfótero para suavizar la posible agresividad del anterior, aportando mucha espuma y limpieza suave.

Pero si quieres un champú muy suave se puede acudir a otra mezcla como sería un tensioactivo anfótero con otro no iónico como secundario.

3. Calcular la fórmula

Elaboramos la fórmula siempre sobre 100%. Siguiendo con el ejemplo anterior tendríamos:

- 25 gr betaína de coco (tensioactivo anfótero)
- 8 gr coco glucósido (tensioactivo no iónico)
- 45,5 gr agua destilada, infusión o hidrolatos
- 0,5 gr goma xantana
- 4 gr glicerina vegetal

- 10 gr activos (inulina, pantenol, miel, proteína de trigo, proteína de seda, etc)
- 5 gr aceites y/o mantecas
- 1 gr aceites esenciales
- 1 gr conservante Cosgard 221

En definitiva, se requiere que un champú limpie, pero dejando una sensación final de cuidado sobre el cabello, es decir, un pelo brillante y fácil de peinar.

Una vez que tienes la fórmula hecha ya solo queda una cosa, ponerte a elaborar.

Fórmula y elaboración de champú líquido para cabello graso

SAL 12,8

PH 5'5

- 25 gr de betaína de coco
- 10 gr de coco glucósido
- 4 gr de glicerina vegetal
- 0,5 gr de goma xantana
- 0,2 gr de goma guar
- 50,3 gr de infusión de cola de caballo, romero, salvia y ortiga
- 4 gr de shikakai
- 4 gr de rhassoul
- 0,5 gr de aaee de salvia sclarea

- 0,5 gr de aaee de romero
- 1 gr de conservante Cosgard 221

Elaboración

Se dispersan las gomas con la glicerina hasta formar una pasta fluida. En otro recipiente se mezcla el shikakai y el rhassoul en la infusión.

Añadir el líquido sobre la pasta de glicerina y gomas y agitar.

A continuación, se añaden el resto de componentes, agitando suavemente para evitar que se forme espuma hasta mezclarlos completamente. Para que no se forme espuma es aconsejable añadir los tensioactivos al final.

Ajustar el pH a 5,5 si es necesario.

A este champú no le hemos añadido aceites porque está destinado a un cabello graso. En caso de desear adicionarle algún aceite es aconsejable que sea no graso, como por ejemplo el aceite de jojoba y no más de un 2%. Esta cantidad se la restaremos a la infusión.

Ahora ya sabes formular y conoces el procedimiento a seguir para elaborar jabones líquidos sin sosa. Y, también, has aprendido todo lo necesario para formular y elaborar pastillas de jabón con un álcali... Solo te queda ponerte manos a la obra y crear tus propios productos.

Te damos la enhorabuena por haber decidido vivir la vida con otro sentido, por decidir que tu salud es importante, por respetar el medio ambiente elaborando productos de limpieza más biodegradables, etc. Ya sabes que la consciencia siempre comienza por uno mismo.

Si deseas ver la elaboración de jabón, te recomendamos que consultes la sección de **Formación on line** de nuestra web www.plantasconalma.es. Ofrecemos vídeo cursos de elaboración de todos los productos que se utilizan en la higiene y cuidado personal, además de otros temas de interés.

Desde este momento nuestro conocimiento también es tuyo...

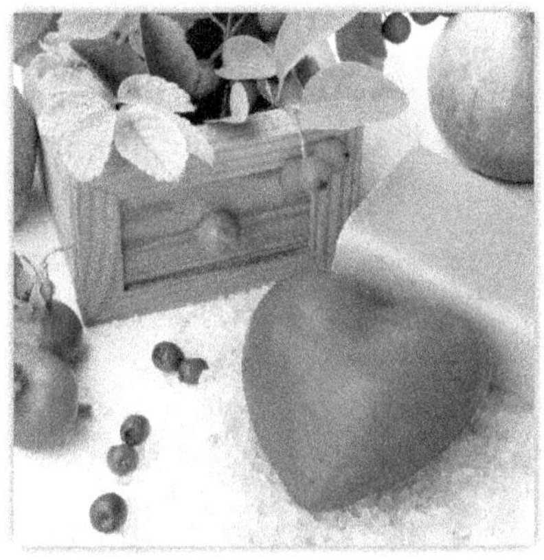

BIBLIOGRAFÍA

- Gran enciclopedia de las Plantas Medicinales de Josep Lluís Berdonces i Serra

- Belleza natural con productos naturales de Janice Cox
- Aromaterapia, Enciclopedia de las Plantas aromáticas y sus aceites Esenciales de Daniele Ryman y Swami Nishedda.
- Wikipedia
- Fitoterapia energética de Clara Castelloti
- El botiquín de las hadas de Clara Castelloti
- https://inaxiosoap.com/2015/05/24/el-citrato-de-sodio-en-el-jabon/
- Enciclopedia de plantas medicinales de Andre Chevalier

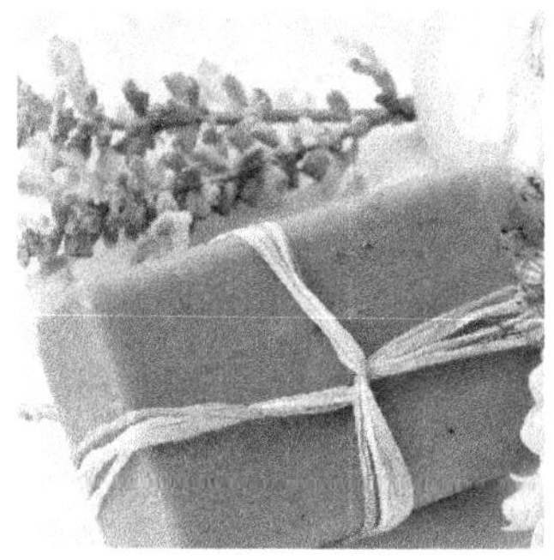

www.ingramcontent.com/pod-product-compliance
Lightning Source LLC
Chambersburg PA
CBHW070847250726

48662CB00003B/1412